“康养天年”大健康培训系列丛书

养老护理

YANGLAO HULI

《养老护理》编委会　编

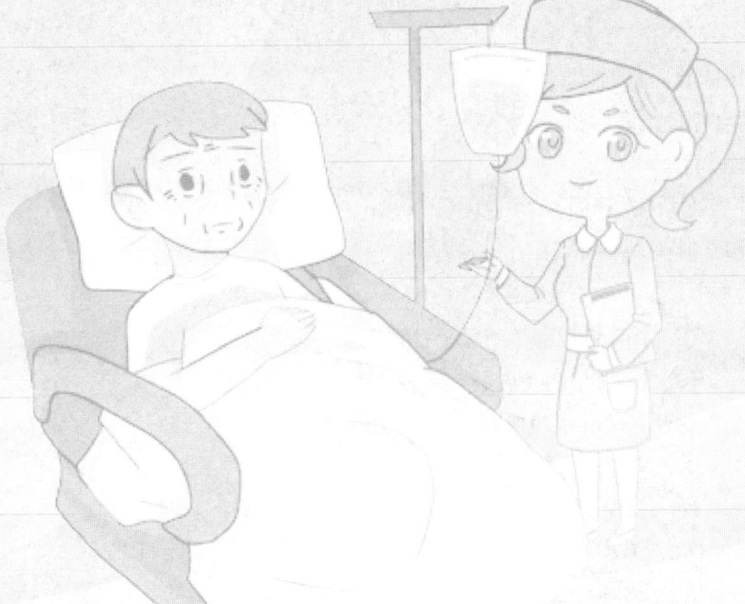

云南出版集团

云南科技出版社

·昆明·

图书在版编目（CIP）数据

养老护理 /《养老护理》编委会编 . -- 昆明 : 云南科技出版社 , 2020.9
（“康养天年”大健康培训系列丛书）
ISBN 978-7-5587-2962-1

Ⅰ . ①养… Ⅱ . ①养… Ⅲ . ①老年人—护理学—技术培训—教材 Ⅳ . ① R473.59

中国版本图书馆 CIP 数据核字 (2020) 第 178484 号

养老护理

《养老护理》编委会　编

责任编辑：唐坤红　洪丽春
助理编辑：张　朝
封面设计：木束文化
责任校对：张舒园
责任印制：蒋丽芬

书　　号：ISBN 978-7-5587-2962-1
印　　刷：昆明卓林包装印刷有限公司印刷
开　　本：787mm × 1092mm　1/16
印　　张：9.25
字　　数：214 千字
版　　次：2020 年 9 月第 1 版　2020 年 9 月第 1 次印刷
定　　价：28.00 元

出版发行：云南出版集团公司　云南科技出版社
地　　址：昆明市环城西路 609 号
网　　址：http：//www.ynkjph.com/
电　　话：0871 — 64190889

目录 Contents

教程一　认识养老护理工作

教程二　老年人的特点及要求

教程三　生活照护

教程四　技术护理

教程五　心理照护与临终关怀

教程一　认识养老护理工作

养老护理职业守则

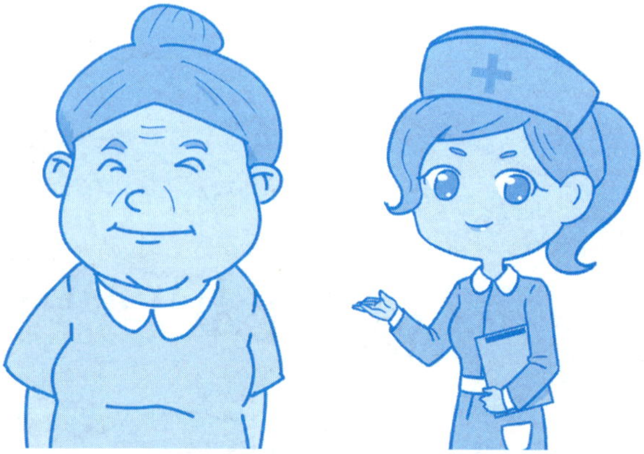

（1）尊老敬老，以人为本。

（2）孝老爱亲，弘扬美德。

（3）遵章守法，自律奉献。

（4）服务第一，爱岗敬业。

养老护理员的工作要求

1. 清洁卫生

能为老年人洗脸、洗手、洗脚、梳头、剃胡须；帮助老人清洁口腔，修剪指（趾）甲，洗头、洗澡，整理仪表仪容；为老人更衣，更换床单，清洁轮椅，整理衣物、被服和鞋子等个人物品；预防褥疮发生等。

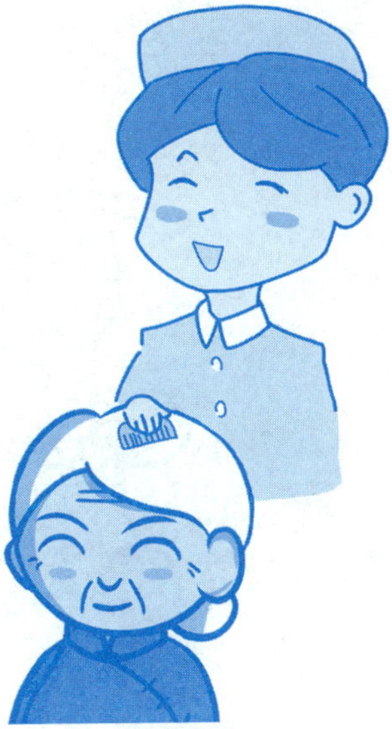

2. 睡眠照料

帮助老人正常睡眠；分析造成非正常睡眠的一般原因并加以解决等。

3. 饮食照料

协助老人完成正常进食；协助老人完成正常饮水；为吞咽困难的老人进食、给水等。

4. 排泄照料

协助老人正常如厕；采集老人的二便常规标本；对呕吐老人进行护理照料；配合护士照料二便异常的老人等。

5. 安全照料

协助老人正确使用轮椅、拐杖等助行器；对老人进行扶抱搬移；正确使用老年人的其他保护器具；预防老人走失、摔伤、烫伤、互伤、噎食、触电等。

养老护理员的礼仪

礼仪是人际交往中必须遵守的行为规范，良好的面容，整洁的服装等都是护理员礼仪须知的内容。

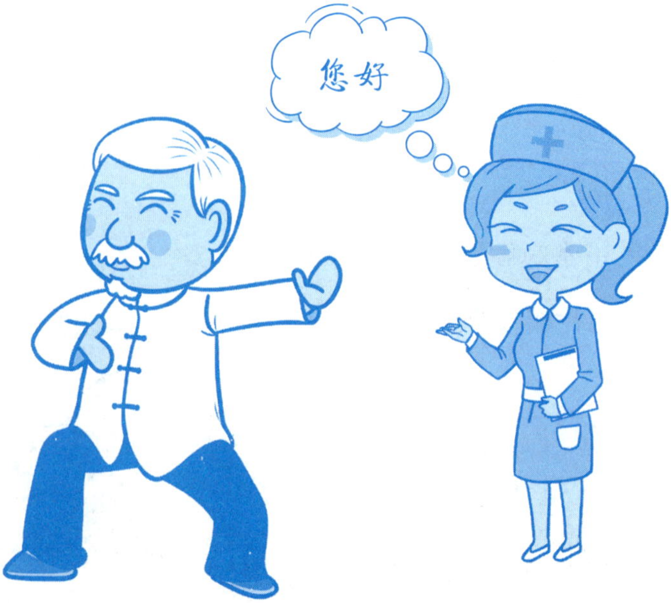

1. 服装整洁大方

护理员的着装不要裸露太多，不要过于花哨，以得体为宜，护理员在做护理工作时要穿袜子并穿软底平跟或坡跟鞋子，不要穿高跟鞋、硬底鞋，以防扭伤脚踝或走路时发出响声影响养老院老年人的休息，更不能赤脚穿拖鞋。

2. 头发不要过长

如果护理员的头发过长，可以用工作帽或发网将头发遮盖住，防止护理员在进行护理工作时，头发沾染其他物品，也防止护理员自身受到感染。

3. 注意个人卫生

护理员应定时洗澡、洗头、剪指甲，衣服、鞋袜要及时更换，不要染色彩鲜艳的指甲，在照护完一位老年人后且必须再护理另一位老人时，要及时洗手，防止交叉感染。

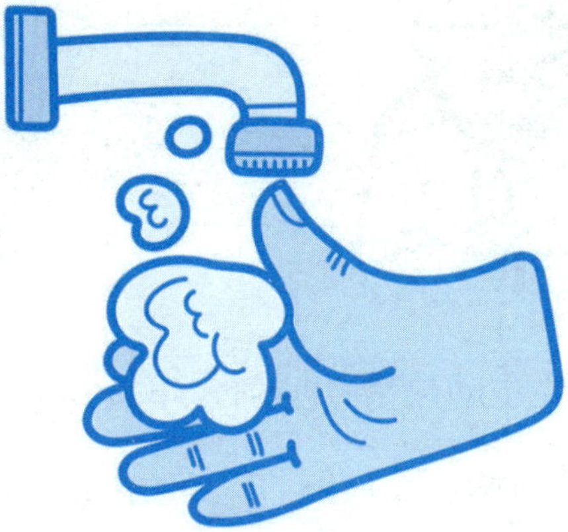

4. 淡妆上岗

护理员在上班时不可浓妆艳抹，要庄重、朴素、大方。

5. 举止端庄

护理员在工作时不要当着老人的面抠鼻子、挖耳朵、剪指甲。倘若护理员身体不适而咳嗽、打喷嚏时，应用手绢或纸巾遮掩口鼻，并说“对不起”，对老人说话时要和颜悦色，要微笑上岗，给老人一种满面春风的感觉。

6. 礼貌待人

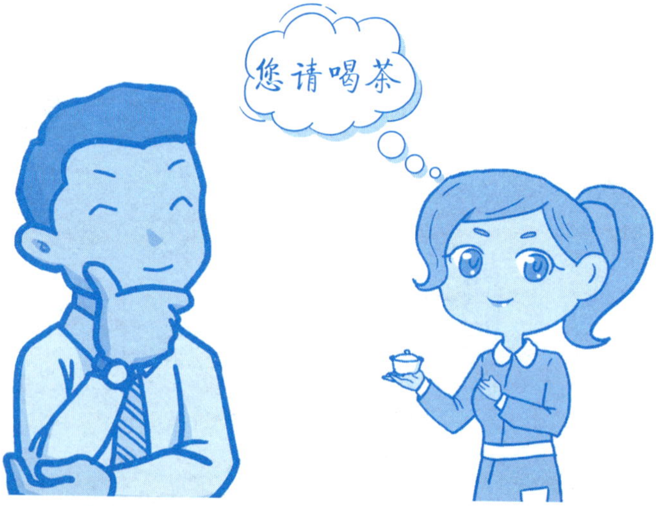

（1）护理员要主动热情，见到老年人、家属或来访者，要主动打招呼，面带微笑问候，“您好！”“请问您找哪位？”

（2）想老年人所想，急老年人所急，耐心地为老年人解释，细心观察老年人没注意到的问题，及时、周到地为老年人解决，让老年人及家属体会到爱心服务。

（3）护理员要有微笑的面容、真诚的眼神、优雅的肢体语言，用普通话和老年人交流，使用礼貌用语，不得骂人，不讲粗话，不大声喧哗，不发脾气。

（4）护理员要尊重老年人及其家属。具体体现在对老年人和家属的关心和体贴，对老年人身体健康状况的熟悉和了解。

（5）护理员为老年人解释要有耐心，不要对老人埋怨和发牢骚。

（6）安抚老年人时，护理员要大度，不要对老人斤斤计较。

（7）与老年人讲理时，护理员要文明，不要随意呵斥与教训。

（8）护理员为老年人做事要轻柔，不要对老人粗暴无礼。

（9）护理员为老年人巡视房间要勤快，不要让老人长时间等待。

（10）护理员为老人服务要同情老人衰老变化，不要随便讲述老人的不是。

（11）护理员为老年人服务要体谅家属的无奈，不要随便议论家属的长短。

7. 语言禁忌

（1）忌讳讲粗话、脏话："死老头""死老太婆"。

（2）忌讳出言不逊，恶语伤人："你看你，牙都快掉没了，还穿什么裙子！"

（3）忌讳使用质问式语言："有没有问题？""你怎么能这样？"

（4）忌讳使用命令式语言："赶紧把饭吃完！""都吃了，不准剩！"

（5）忌讳使用土语、习惯用语、暗语和所谓的行话："俺们都是活雷锋！""你动作快点，不要温暾水，我忙都忙死了！"

（6）忌讳对老人不愿回答的问题刨根问底："你老伴儿到底怎么去世的？"

（7）忌讳口头禅："我的天呀！""烦都烦死了！""我忙都忙死了！"

（8）忌讳与老人直接交谈涉及死亡的事情。

（9）其他忌语：“我不知道，去问别人吧！”

“你真烦、真讨厌，滚远点！”

“刚刚讲过又要问，像白痴。”

“这事不归我管，跟我没关系。”

“要吃就吃，不吃拉倒！”

“我是新来的，不要叫我做。”

养老护理职业防护

1. 职业防护的原则

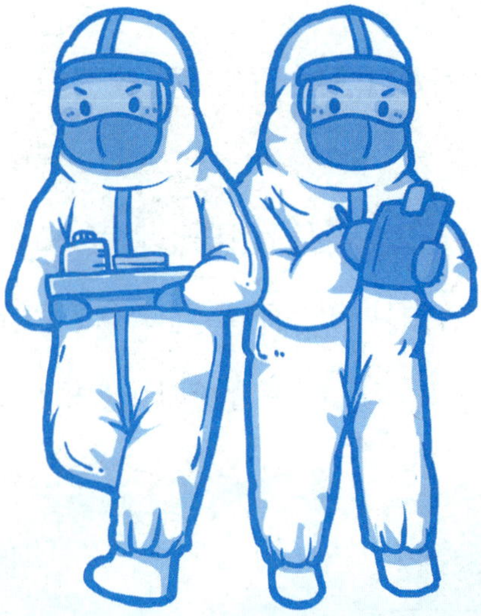

（1）基本防护：接触传染病人时应戴护目镜、口罩，要加穿隔离衣。

（2）加强防护：按危险程度加用以下防护用品：隔离衣、N95口罩、鞋套、手套、防护眼罩、面罩等。

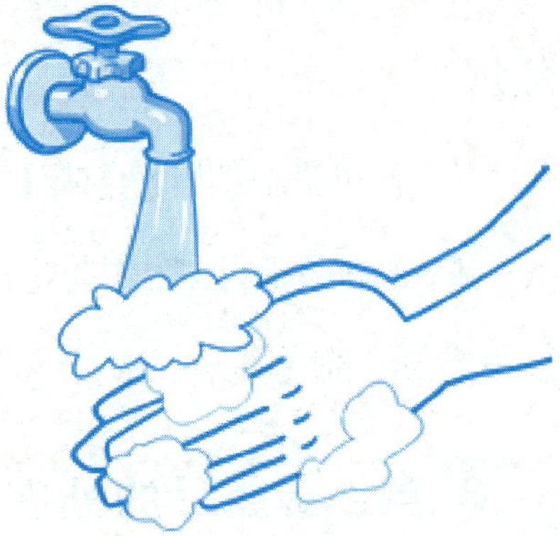

（3）严密防护：在加强防护的基础上全方位防护，应使用面罩、呼吸防护器等。

2. 标准预防的措施

（1）洗手：接触病人的血液、体液、分泌物、排泄物及其他污染物品，不论是否戴手套，都必须洗手。遇有下述情况必须立即洗手：摘除手套后、接触病人前后、可能污染环境或传染其他人时。

（2）戴手套：①接触病人的所有用物及其他污染物品时；接触病人黏膜和非完整皮肤前均应戴手套。②在接触病人的清洁部位后，又接触污染部位时应更换手套。③在任何情况下处理深层体液时必须戴手套。完成工作后应尽快脱去被血液、体液、组织液污染的手套。

（3）上述物质有可能发生喷溅时，应戴护目镜、口罩，并穿防护衣，以防皮肤、黏膜和衣服受到污染。

（4）被上述物质污染的医疗用品和仪器设备应及时处理，重复使用的医疗仪器设备应进行清洁和适当消毒。

（5）及时处理污染的床单，防止接触病人的皮肤与黏膜，以防病毒及细菌的传播。

（6）锐利器具和针头应小心安放，及时置于固定的容器内，以防刺伤。

（7）可能污染环境或不能保持环境卫生的病人应予隔离。

（8）加深对医疗锐器伤和职业暴露的认识，掌握标准预防的概念和措施，并予以重视。

3. 意外暴露后的处理

（1）皮肤意外接触到血液或体液，立即用肥皂和流动水冲洗。

（2）血液或体液意外进入眼睛、口腔等，立即用大量生理盐水冲洗。

（3）被污染的针头刺伤后，应立即从近心端到远心端挤出伤口血液，然后用肥皂和清水冲洗，要用碘伏和乙醇消毒。必要时进行伤口处理。

（4）尽可能追寻利器源，根据利器源情况确定跟踪检查项目及观察时间。由感染科专家根据伤情制定预防用药方案。①利器源为乙型肝炎病人，应查肝功能及二对半（伤后及时查、6个月后复查），注射高价免疫球蛋白，若HbsAg阴性者则接种乙肝疫苗。②利器源为丙型肝炎病人，应查肝功能及抗-HCV（伤后及时查、6个月后复查、12个月后复查）。③利器源为HIV病人，则按照HIV职业暴露处理。

（5）跟踪期间，特别是最初的0~12周内，不应献血和母乳喂养，性生活时戴避孕套。

教程二　老年人的特点及要求

老年人的生理特点

1. 老年人消化功能的改变

（1）老年人因牙周病、龋齿、牙齿的萎缩性变化，而出现牙齿脱落或明显的磨损，以致影响对食物的咀嚼和消化。

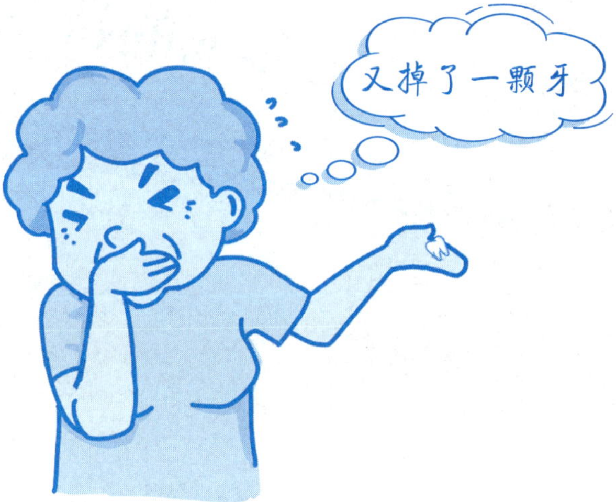

（2）老年人舌乳头上的味蕾数目减少，使味觉减弱，嗅觉不敏感，以致影响食欲。每个舌乳头含味蕾平均数，儿童为248个，75岁以上老人减少至30～40个，其中大部分人并出现味觉、嗅觉异常。

（3）黏膜萎缩、运动功能减退。年逾60岁者，其中50%可发生胃黏膜萎缩性变化，胃黏膜变薄、肌纤维萎缩，胃排空时间延长，消化道运动能力降低，尤其是肠蠕动减弱易导致消化不良及便秘。

（4）消化腺体萎缩，消化液分泌量减少，消化能力下降。口腔腺体萎缩使唾液分泌减少，唾液稀薄、淀粉酶含量降低；胃液量和胃酸度下降，胃蛋白酶不足，不仅影响食物消化，也是老年人缺铁性贫血的原因之一；胰蛋白酶、脂肪酶、淀粉酶分泌减少、活性下降，对食物消化能力明显减退。

（5）胰岛素分泌减少，对葡萄糖的耐量减退。肝细胞数目减少、纤维组织增多，故解毒能力和合成蛋白的能力下降，致使血浆白蛋白减少，而球蛋白相对增加，进而影响血浆胶体渗透压，导致组织液的生成及回流障碍，易出现浮肿。

2. 神经组织功能的改变

（1）神经细胞数量逐渐减少，脑重减轻。据估计脑细胞数自30岁以后呈减少趋势，60岁以上减少尤其显著，到75岁以上时可降至年轻时的60%左右。

（2）脑血管硬化，脑血流阻力加大，氧及营养素的利用率下降，致使脑功能逐渐衰退并出现某些神经系统症状，如记忆力减退、健忘、失眠，甚至产生情绪变化及某些精神症状。

3. 心血管功能的改变

（1）心脏生理性老化主要表现在心肌萎缩，发生纤维样变化，使心肌硬化及心内膜硬化，导致心脏泵效率下降，使每分钟有效循环血量减少。心脏冠状动脉的生理性和病理性硬化，使心肌本身血流减少，供氧量不足，对心功能产生进一步影响，甚至出现心绞痛等心肌供血不足的临床症状。

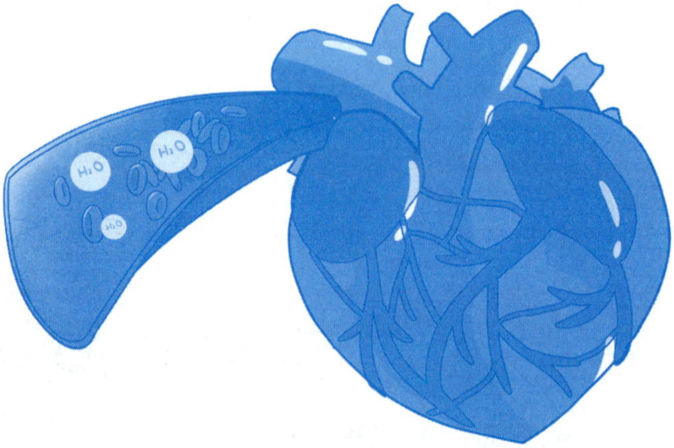

（2）血管也会随着年龄增长发生一系列变化。50岁以后血管壁生理性硬化渐趋明显，管壁弹性减退，而且许多老年人伴有血管壁脂质沉积，使血管壁弹性更趋下降、脆性增加。结果使老年人血管对血压的调节作用下降，血管外周阻力增大，使老年人血压常常升高；脏器组织中毛细血管的有效数量减少及阻力增大，使组织血流量减少，易发生组织器官的营养障碍；血管脆性增加，血流速度减慢，使老年人发生心血管意外的机会明显增加，如脑出血、脑血栓等的发病率明显高于年轻人。

4. 呼吸功能的改变

（1）老年人由于呼吸肌及胸廓骨骼、韧带萎缩，肺泡弹性下降，气管及支气管弹性下降，常易发生肺泡经常性扩大而出现肺气肿，使肺活量及肺通气量明显下降，肺泡数量减少，有效气体交换面积减少，静脉血在肺部进行氧气的吸收和二氧化碳排出的效率下降。

（2）血流速度减慢，毛细血管数量减少，组织细胞功能减退及膜通透性的改变，使细胞呼吸作用下降，对氧的利用率下降。

5. 其他方面的改变

（1）皮肤及毛发的变化。因皮下血管发生营养不良性改变，毛发髓质和角质退化可发生毛发变细及脱发；黑色素合成障碍可出现毛发及胡须变白；皮肤弹性减退，皮下脂肪量减少，细胞内水分减少，可导致皮肤松弛并出现皱纹。

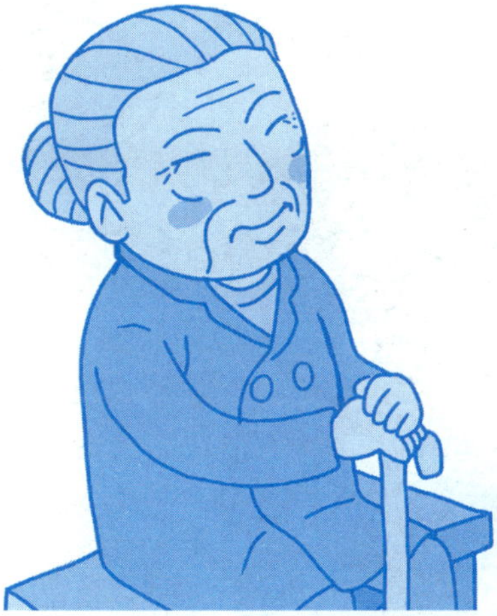

（2）骨骼的变化。随着年龄增加，骨骼中无机盐含量增加，而钙含量减少；骨骼的弹性和韧性减低，脆性增加。故老年人易出现骨质疏松症，极易发生骨折。

（3）泌尿系统的变化。肾脏萎缩变小，肾血流量减少，肾小球滤过率及肾小管重吸收能力下降，导致肾功能减退。加上膀胱壁肌肉萎缩，括约肌松弛，老年人常有多尿现象。

（4）生殖系统的变化。性激素的分泌自40岁以后逐渐降低，性功能减退。老年男性前列腺多有增生性改变，因前列腺肥大可致排尿发生困难。女性45～55岁可出现绝经，卵巢停止排卵。

（5）内分泌机能下降，机体代谢活动减弱，生物转化过程减慢，解毒能力下降。机体免疫功能减退，易患感染性疾病。

（6）五官变化：晶状体弹力下降，睫状肌调节能力减退，多出现老花眼，近距离视物模糊。同时听力下降，嗅觉、味觉功能减退。

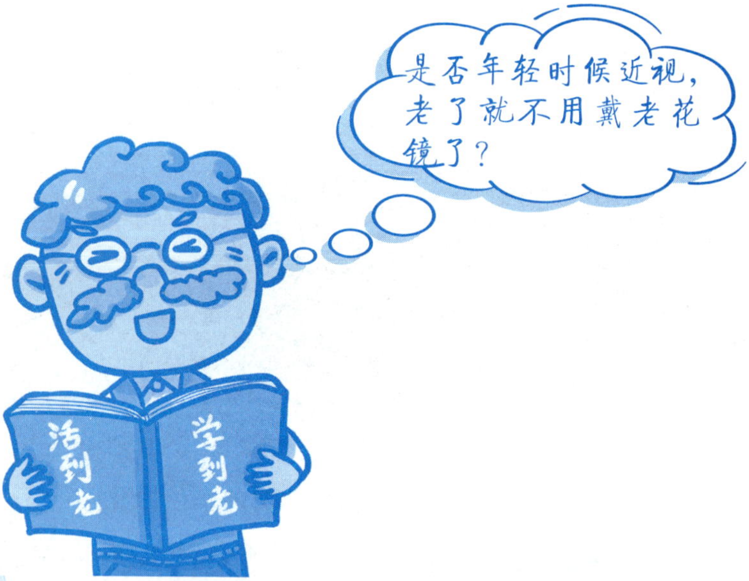
是否年轻时候近视，老了就不用戴老花镜了？
活到老
学到老

（7）代谢变化：往往分解代谢大于合成代谢，若不注意营养及合理安排膳食，易发生代谢负平衡。

（8）性格及精神改变：老年人行动举止逐渐缓慢，反应迟缓，适应能力较差，言语重复，性情改变，或烦躁而易怒，或孤僻而寡言。如遇丧偶或家庭不和，更会对情绪产生不良影响。故对老年人应给予周到的生活照顾和精神安慰，使之安度晚年，健康长寿。

老年人的心理特点

1. 脑功能下降，记忆力衰退

这是老年期最常见的症状，精神易兴奋和易疲劳交织。易兴奋主要表现为联想与回忆增多，思维内容杂乱无意义，感到苦恼；注意力不集中，易受无关因素的干扰；对外界的声光等刺激反应敏感，情绪易激动。精神疲劳是脑功能衰弱的主要表现，有时还伴有躯体疲劳。如烦恼、紧张，甚至苦闷、压抑，休息不好，看书就打呵欠，脑子里杂乱无章，昏沉沉的；常常感到“心有余而力不足”。记忆力下降，智力减退，思维缺乏创造性，但是对综合分析能力和判断力影响较小。

2. 情绪不稳定，自控能力差

经常被负面情绪控制。易激怒， 动不动便大发雷霆，或易哭泣，经常产生抑郁、焦虑、孤独感、自闭和对死亡的恐惧等心理。对外界的人和事漠不关心，不易被环境激发热情，还经常出现消极言行。

3. 趋向保守，固执己见

许多老年人在多年的社会实践中，养成了一定的生活作风和习惯，随着年龄的增长，这些作风和习惯不断受到强化。因此，他们在评价和处理事物时，往往容易坚持自己的意见，不愿意接受新事物、新思想，经常以自我为中心，很难正确认识和适应生活现状。常常沉湎于旧事，悔恨无法挽回的美好的过去。稍有成就者则变得高傲自大，拒听逆耳良言。还有部分人变成“老顽童”，言语、行为幼稚。但大多数老年人还是通情达理的，只要经过认真研究、讨论，他们也会放弃己见，服从真理。

4. 统觉发达，判断准确

大部分老年人都统觉发达，他们能够运用一生中积累的宝贵经验指导后来的实践，经过周密考虑，更深刻地认识当前事物，准确判断，避免失误，做到“运筹帷幄之中，决胜千里之外”。

5. 喜安静、惧孤独，不耐寂寞

心理专家研究发现，多数老年人由于神经抑制高于兴奋，故不喜嘈杂、喧闹的环境，愿意在安静、清闲的环境中生活、工作和学习。有些老年人当离开他们为之奋斗一生的工作岗位时，往往若有所失，产生孤独寂寞之感。在家庭中，不少老年人既愿意享受儿孙绕膝之乐，又对持续喧闹的环境，感到心烦意乱。

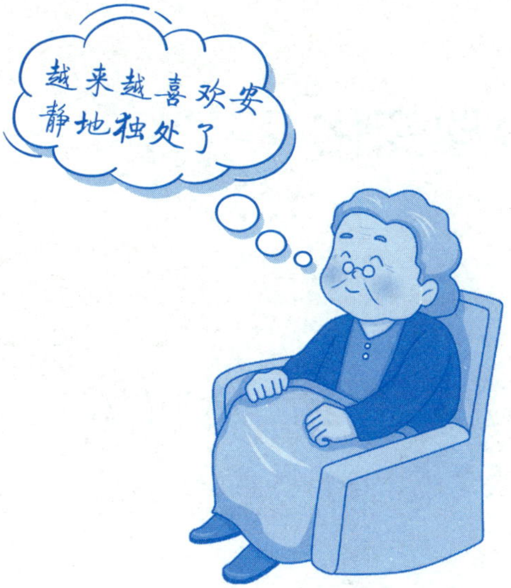

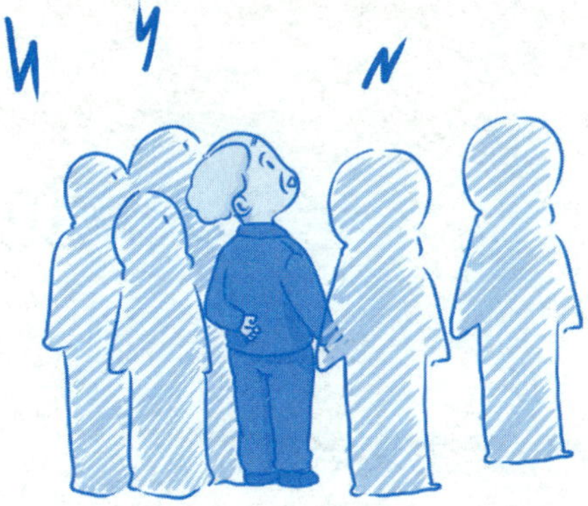

6. 希望健康长寿

能够看到自己从事过的事业蓬勃发展，看到社会的进步与儿孙们的茁壮成长是老年人的共同心愿。因此他们都希望自己有一个健康的身体，一旦生了病则希望尽快痊愈，不留后遗症，不给后辈增加负担，尽可能达到延年益寿，能够看到自己愿望的实现。

老年人常见的心理变化

1. 产生衰老感

我们经常听见一些老年朋友发这样的感慨：“我已经老了，不中用了啊！”这是老年人主观上产生的衰老感，即自己意识到自己老了。老年人产生衰老感的原因有很多。

首先是身心状态的变化，感知能力下降。如：头发由青丝变成花白，健步如飞变成步履蹒跚，精神饱满变成气力衰弱等。

其次是生活、工作及社会环境的改变。如：退休赋闲，与子女分居，亲人朋友的离世等。

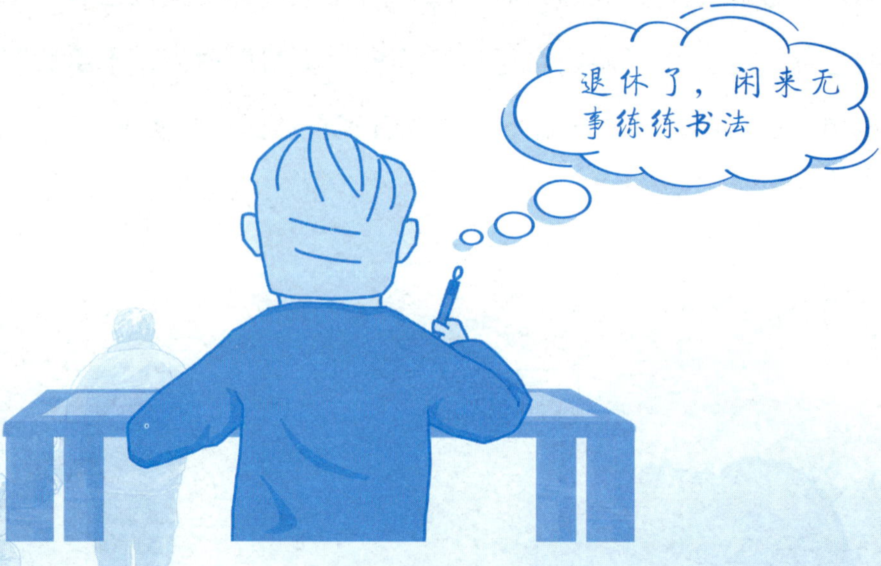

还有就是周围的人把自己奉为老人，处处被当作老人看待，衰老感便在他人的“老同志”“老师傅”“老先生”的叫声中产生。

衰老感的产生是从一个人精神衰老，失去了生活的动力和积极性开始的。因为衰老感无形中致使人的意志衰退，情绪消沉，甚至使老人生理衰老、心理功能降低，或是出现新的疾病。

2. 孤独寂寞

造成老年人孤独的最普遍原因是：退休在家，离开了工作岗位和长期相处的同事，终日无所事事，孤寂凄凉之情油然而生。儿女分开居住，寡朋少友，缺少社交活动。丧偶或离婚，老来孑然一身。老年人最怕孤独。因为孤独使老人处于孤独无援的境地，很容易产生一种“被遗弃感”，继而使老人对自身存在的价值表示怀疑、抑郁、绝望。

3. 空虚无聊

这种问题多见于退休不久或对退休缺乏足够思想准备的老年人。他们从长期紧张、有序的工作与生活状态突然转入到松散、无规律的生活状态，一时很难适应，可能会像无头苍蝇一样，东碰碰、西撞撞，他们经常感到时间过得很慢，度日如年。伴随“空虚感”而导致的问题往往是情绪的低沉或烦躁不安，这种恶劣的心境如果长期持续下去，不但会加速衰老，有时还可能使老年人产生自杀的念头，对老年人的身心健康造成很大的威胁。

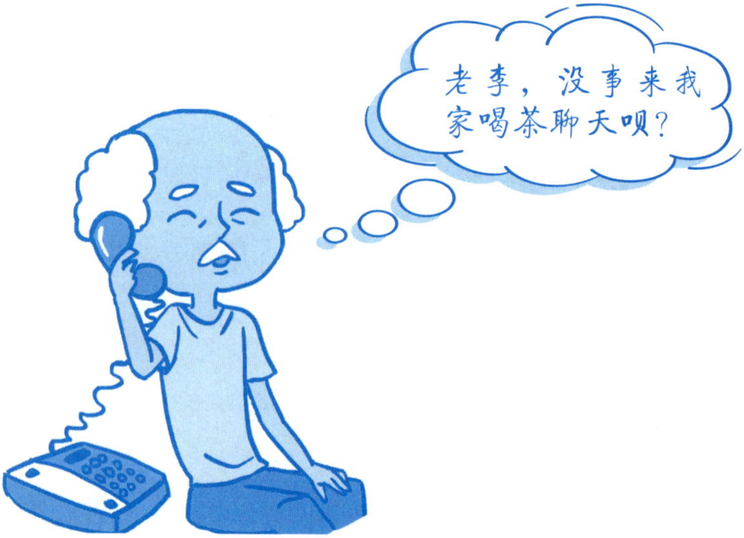

4. 情绪多变

老年期是人生旅途的最后一个阶段，也是人生的“丧失期”，例如丧失工作、丧失权力和地位、丧失金钱、丧失亲人、丧失健康等。一般而言，老年人的情感趋于低沉，这与他们的历史经历和现实境遇是分不开的。另外，由于大脑和机体的衰老，老年人往往产生不同程度的性情改变，如说话啰唆、情绪易波动、主观固执等，少数老人则变得很难接受和适应新生事物，怀恋过去，甚至对现实抱有对立情绪。老年人的性情改变，常常加大了他们与后辈、与现实生活的距离，导致社会适应能力的缺陷。

5. 人老健忘

老年人健忘通常是老年人自然衰老的表现。老年人的健忘主要表现为近事记忆障碍，也叫近事遗忘。也就是说老年人遗忘的主要是近期发生的事情，新接触的事物或是学习的知识，特别是人名、地名、数字等没有特殊定义或是难以引起联想的东西都忘得特别快。但是，对于那些陈年旧事却往往记忆犹新，说起来绘声绘色，活灵活现。而对这些远事记忆的影响只有在发生大脑器质性疾病时，才会发生，即出现远事遗忘。这是老年人健忘的一个规律。

6. 人老话多

人到了一定的岁数之后，就会变得喜欢唠叨，总爱怀旧，而且还更加“立场坚定”。老年人由于精力有限，对许多事情是心有余而力不足，于是他们只好借助语言来表达自己以引起他人的注意，求得心理的平衡，有时为了维护自己的尊严而不听他人之言；老年人岁数大了，能做的事情少了，子女很少在身边，为了排除寂寞，也只能借助于唠叨；老年人总是喜欢谈论陈年旧事，炫耀以往的辉煌，也是为了得到心理上的慰藉，以填补现实生活的空虚；还有就是老年人虽然都说生老病死是人生的自然规律，但他们还是在不停地唠叨以向死神证明自己顽强的生命力；老年人的这种唠叨、言语混乱是其思维方式和思维过程混乱的表现。作为老年人应尽量控制自己，当然年轻人更应该予以谅解。老年人如何克服健忘，在后面的章节中我们再作详细的介绍。

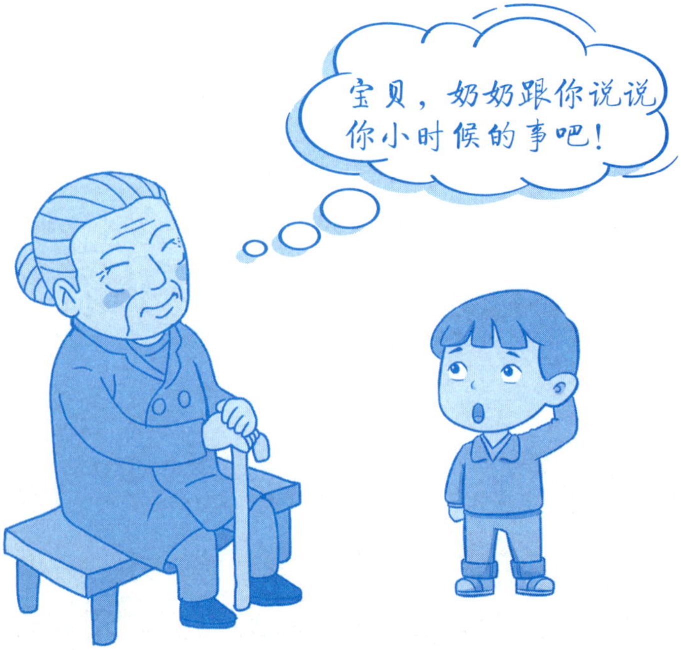

7. 睡眠不调

老年人的睡眠不调是老年人脑功能自然衰退的征兆。我们经常听到老年朋友们说：“我总是夜里两点就起床看书”“我一晚上得醒好几次，不能有一点动静”“我晚上总是失眠，白天也睡不着”“睡眠不好干什么都没精神”“年轻的时候就没觉得困过，现在可好一天睡十几个小时，还是发困”……这些都是老年人常见的睡眠不调的状况。睡眠少，睡眠浅，易惊醒，晚上不能入睡，白天没精神，或者是黑白颠倒，晚上不睡，白天嗜睡等。当然，老年人睡眠不调与老年人的心理健康有很大的关系。

老年人对生活环境的要求

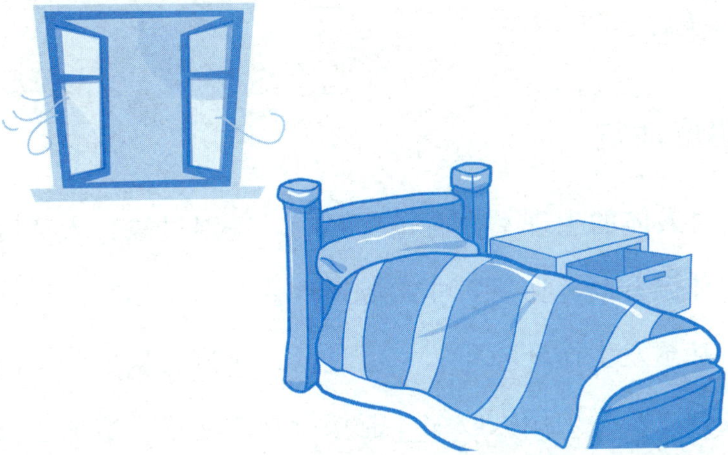

居室是人们休息、睡眠的场所，其环境的好坏直接关系到人的健康和寿命。由于老年人适应力减退，抗病能力较弱，容易受环境的影响，特别是不耐寒热，对空气污染和噪音的耐受力也较差。因此，老年人对居室环境的要求更加严格。

1. 空气清新

负离子（负氧离子）是空气中的一种带负荷的气体离子，新鲜空气中有大量负离子，对人体的健康有利。因此，老年人的居室要注意经常通风换气，以保持室内空气新鲜。

2. 湿度适中

居室的湿度对人体健康是有影响的。室内保持一定的湿度，有助于维持呼吸道的正常功能。空气湿度低于30%时，上呼吸道黏膜的水分会大量散失，使人感到咽喉干燥，并导致呼吸道的防御功能减低。空气湿度达到80%以上时，又会使人感到沉闷。一般湿度以30%~50%为宜。

3. 温度适宜

室温对人体的生理平衡有重要影响。室温过高，人会因散热不良而引起体温升高，血管扩张，脉搏加快，情绪烦躁，出汗，血容量减少，甚至发生循环障碍；室温过低，血液会从皮肤流向内脏，全身寒战，以及必须用力收缩才能保持身体温暖，增加心脏负担，对老年人尤为不利。因此，老年人的居室要特别注意室温恒定，避免忽高忽低。在湿度、气流都正常的情况下，夏季居室的适宜湿度在40%~60%之间为宜，以24~26℃为最理想的温度。冬季适宜室湿度以30%~60%为宜，以16~22℃为最理想的温度。

4. 布局合理

为方便老人生活，卧室与厕所的距离不宜太远。室内家具摆设应简单整齐，美观大方，以使用方便为原则。床铺要平坦，硬度适中，以木板铺5cm左右的棉褥为好，不宜使用弹簧床、席梦思软床，被褥以棉布包裹棉絮最为适宜，不宜用化纤混纺做被套、被单，因为化纤容易刺激皮肤，引起瘙痒或过敏。

5. 美化绿化

在阳台或室内摆放几盆花卉、盆景、绿草等，不但能点缀环境，给人以浓厚的生活气息，还会使居室内外充满生机和活力，对老年人的身心健康起到良好的促进作用。

6. 色彩协调

居室内的色彩对人的心理活动有一定影响。老年人的房间宜使用暖色调，因为暖色调可以使人心情开朗，精神振奋，有助于延缓衰老，保持青春活力。

7. 清洁卫生

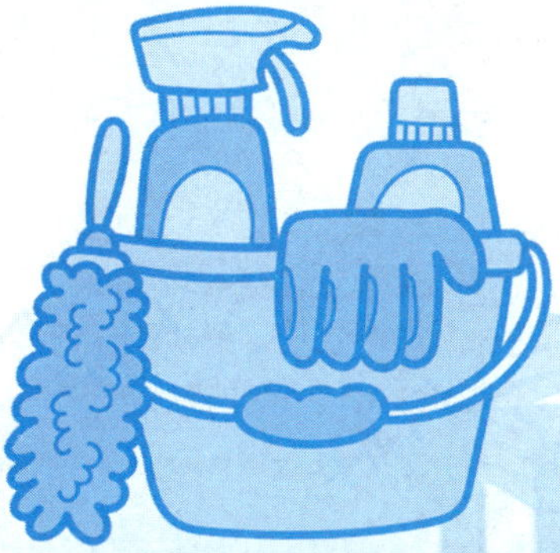

老年人免疫力降低，抗病能力减弱，更应注意居室的清洁卫生。除了要经常通风外，还要经常打扫，定期消毒。

8. 光线充足

老年人的居室要特别注意采光和照明。首先，居室应向阳，窗户朝南开，可以增加日照；其次，住宅间，特别是高层建筑之间应保持一定的距离，以便采光；第三，墙壁和天花板应保持洁白，提高室内亮度；第四，选择好照明灯。最后，白天最好不要拉窗帘，使阳光容易透入室内。

教程三　生活照护

老年人的身体清洁与卫生

老年人身体的清洁卫生应注意衣着的卫生，头发的清洁，口腔卫生及老人的皮肤清洁等。

1. 老年人衣着卫生

由于老年人因为各种功能的下降，老人的肌肉收缩能力下降，动作迟缓，老年人机体的热量会减少，因此，对于老人服装应选择轻、软、松紧适宜的衣物，在为老人选择衣服时，不仅要注意外观庄重大方，还要注意卫生问题，对于血压偏高或是偏低的老人，不应穿紧口衣服。而对于血液循环不好的老人，还应注意下肢的保暖，根据季节的变化，随时增减衣物。

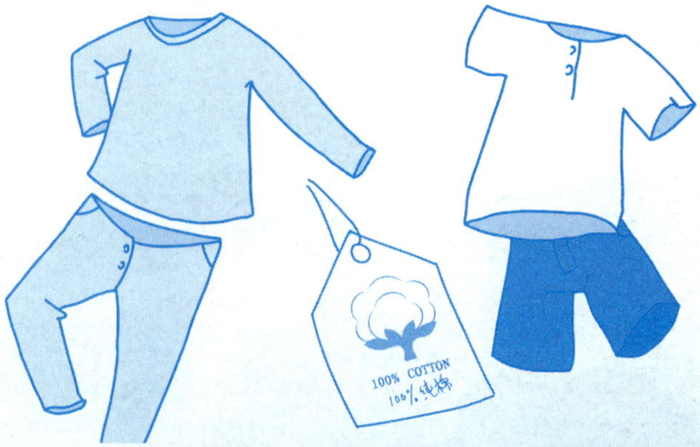

2. 老年人头发的清洁

除了每天清晨要为老人梳头之外，还应进行定期的洗头。洗头发可以去除老人的头皮屑、头垢等，可以保持老人头发的清洁，还可促进老人血液循环，一般在每周洗头1~2次，而洗发剂、护发素应根据老人的发质特点进行选购和使用。

3. 老年人口腔卫生

为了帮助老年人建立良好的口腔卫生习惯，老年人可在每天早、中、晚进行刷牙，在老人饭后的三分钟之内刷牙，每次刷3分钟。在老人饭后漱口，可清除老人在就餐时积存的食物，减少口臭。

对于有假牙的老人，可用软毛刷加牙膏刷假牙的各个部位，而用海绵加肥皂水洗牙更好，不会磨损假牙。有的老年人喜欢剔牙，护理员应指导老人使用牙线，不宜用牙签，因为牙签会损伤牙龈，可经常嚼口香糖，加速老人局部血液的循环，促进新陈代谢，减少老人疾患的发生。

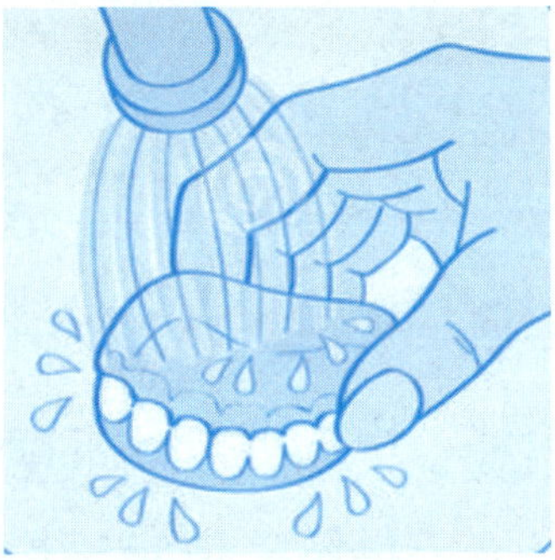

4. 老年人皮肤的清洁

由于老年人皮肤逐渐的老化，尤其是暴露在外的头面部及四肢的皮肤会出现皱纹、松弛和变薄，因此老人要注意勤洗脸洗澡、勤更衣，保持皮肤的清洁卫生。

卧床老年人的身体清洁与卫生

1. 护理口腔

（1）物品准备：无菌棉签、洗漱杯盛温开水、小毛巾等。

（2）方法步骤：取5根无菌棉签蘸温开水，按照以下顺序：上牙外侧、内侧—下牙外侧、内侧—舌面—两侧颊部；用小毛巾擦干嘴周围水渍。

2. 洗脸、洗手

（1）物品准备：洗脸盆、温水、香皂、毛巾、面霜等。

（2）方法步骤：先将脸部用温水沾湿；将肥皂放在掌中搓揉至起泡，再用掌心按摩清洁病人脸部；用毛巾沾温水洗净面部皂液，再用毛巾轻轻拍干；依病人喜好，涂抹面霜；洗完脸后给病人洗手，意识清楚、双手能活动者，交给病人湿毛巾自已擦洗双手，意识不清醒者由家政服务员为其擦洗。

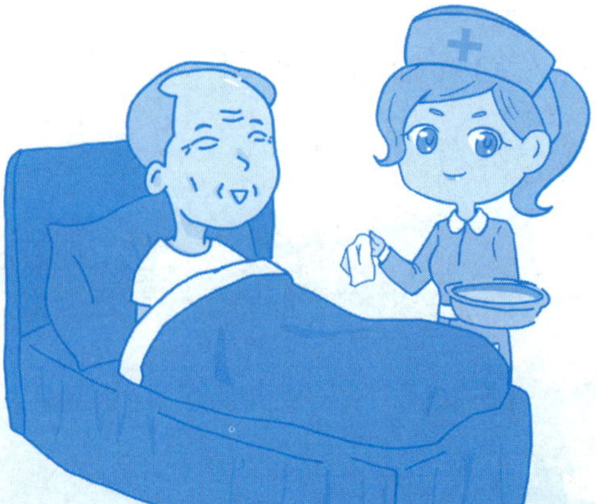

3. 洗脚

（1）物品准备：洗脚盆、40℃左右的热水、毛巾、肥皂、润肤油等。

（2）方法步骤：将病人盖被的被尾上推→浴巾铺于足下→脚盆内倒入热水放在浴巾上→病人双足泡入水中（家政服务员用双手不断按摩足底、足背，直到皮肤微红、两脚发热）→将盆端下→用毛巾擦干双脚→为病人盖好棉被。

4. 洗头

（1）物品准备：塑料布1块、大毛巾2条、小毛巾2条、棉球2~4个、脸盆1个、水壶、洗发液、梳子等。

（2）方法步骤：将枕头置于床沿，在床沿及枕头上铺塑料布及干毛巾→让病人取仰卧位，头部探出床沿，肩部垫在枕头上→松开病人衣领，将衣领向内卷→颈部围上毛巾→用棉球塞住病人两侧耳朵，小毛巾遮盖双眼→将病人头发垂于盆中，用温水冲湿→抹上洗发液轻轻搓洗头发，按摩头皮→将洗发液冲洗干净，擦干病人头发→取下颈部毛巾，洗净面部、脖子→取出耳内棉球，取下枕头、塑料布→整理好病人衣服，将病人置于床上

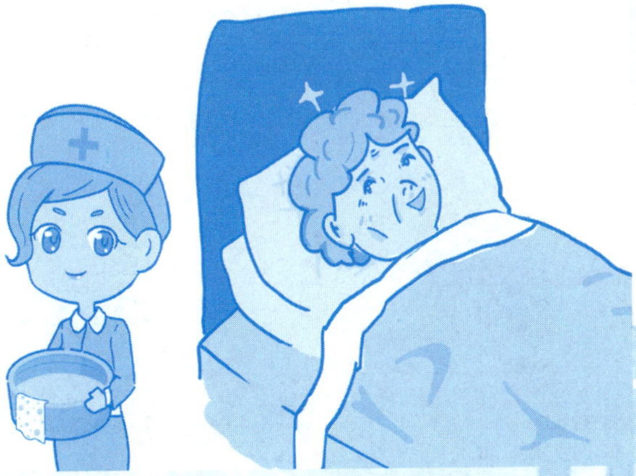

舒适体位，盖好衣被→为病人梳理头发→清理规整洗涤用品。

5. 为卧床老年人擦澡

（1）物品准备：首先准备好洗澡所需物品，比如干净的换洗衣裤、大毛巾、热水、水桶、毛巾、肥皂、脸盆等。

（2）方法步骤：关好门窗，移开桌椅，盛3/4盆热水，松开盖被，将大毛巾半垫半盖在老人擦洗部位，先用湿毛巾擦，然后用蘸肥皂的毛巾擦洗，再用湿毛巾反复擦净，最后用大毛巾擦干。

擦洗时要注意顺序，先擦洗眼、鼻、脸、耳、颈部等处，然后擦洗两臂。帮助老人侧卧，面向护理者，将脸盆放于床侧的大毛巾上，为老人洗净双手。为老人擦洗胸腹部，注意乳房下及脐部，帮助老人翻身，擦洗背及臀部。最后擦洗双腿、两侧腹股沟、会阴。将盆移于足下，床上垫大毛巾，洗净双足，穿好裤子。

6. 为卧床老年人清洗会阴

（1）物品准备：毛巾、浴巾、无菌大棉签、无菌溶液、垫巾、一次性手套、卫生纸等。水壶（50~52℃的温水）、便器、屏风。

（2）方法步骤：

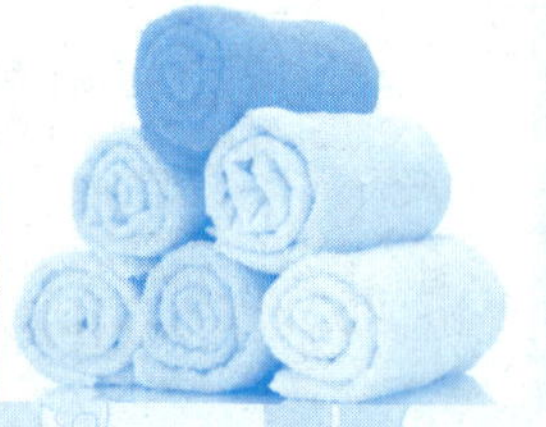
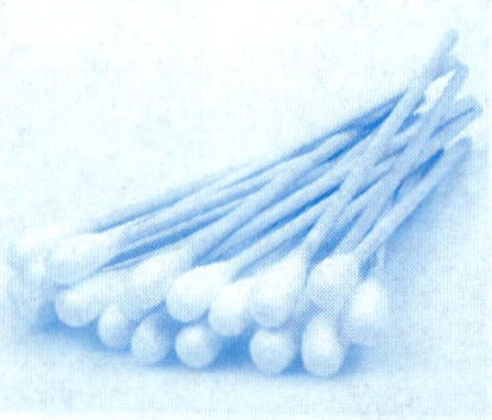
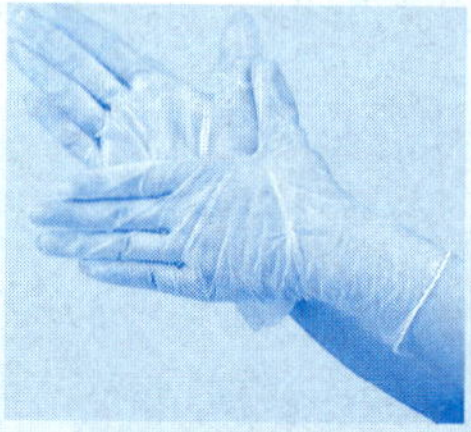

☆ 关闭门窗、调节室温、屏风遮挡。

☆ 协助患者脱裤至膝，取仰卧位、屈膝、两腿略外展，注意保暖。

☆ 暴露会阴部，臀部垫一次性垫巾或治疗巾，置便器于臀下。

☆ 戴一次性手套，将擦洗液倒入大量杯中。

☆ 擦洗会阴部。

a. 女性会阴部护理：取消毒大棉球蘸取擦洗液，顺序为大腿内侧—阴阜—大阴唇—小阴唇—尿道口—阴道口—肛门，每擦洗一个部位更换大棉球一个。

b. 男性会阴部护理：取消毒大棉球蘸取擦洗液，顺序为大腿内侧—阴阜—阴茎头部（轻轻提起阴茎，由尿道口向外环形擦洗）—阴茎体部（沿阴茎体由上向下擦洗）—阴囊部（小心提起阴囊，擦洗阴囊下皱褶处）—肛门。每擦洗一个部位更换大棉球一个。

☆会阴冲洗

A. 一手持装满温水的大量杯，另一手持消毒大棉签，边冲边擦洗，从会阴部擦洗到肛门部，冲洗后将会阴部擦干。

B. 撤去便盆和垫巾，协助患者取舒适体位。

a. 大小便失禁的患者，可在肛周和会阴部涂皮肤保护膜，也可涂凡士林或氧化锌软膏。

b. 脱去手套，协助患者穿好衣物，整理床铺。

c. 开窗通风，处理用物。

d. 洗手。

（3）注意事项

①水温适宜。

②女性患者月经期宜采取会阴冲洗。

③为患者保暖，保护隐私。

④避免牵拉引流管、尿管。

7. 为卧床老年人更换床单

（1）酌情关好门窗，移开床旁桌、椅。

（2）放平老人，帮助老人侧卧在床一边，背向护理人，枕头与老人一起移向对侧。

（3）将脏污床单卷起，塞入老人身下，扫净垫褥上的渣屑。

（4）将清洁床单铺在床的一边（正面在内），沿缝中线与床中线对齐，将上半幅卷起塞在老人身下，靠近侧的半幅自床头、床尾、中间、先后履平拉紧塞入床垫下，帮助老人侧卧于清洁床单上，面向护理人，转至对侧，将脏污床单自床头至床尾边卷边拉出，然后将清洁床单拉平，同上法铺好，帮助老人取仰卧位。

（5）盖好棉被，拉平，使老人舒适平卧。

（6）一手扶住老人的头颈部，另一手速将枕头取出，更换枕套，给老人枕好。

8. 协助卧床老年人翻身

先把老人两手放于腹部，两腿屈膝，护理人一前臂伸入老人腰部，另一臂伸入其股下，用臂的力量，将老人迅速抬起，移近床沿，同时转向对侧。然后抬起老人头肩部，并转向对侧，在老人的背部放置软枕，以维持体位，胸前放一软枕，支持前臂，使老人舒适。将老人上腿弯向前方，下腿微屈，两膝之间，垫以软枕，防止两腿之间相互受压及摩擦。

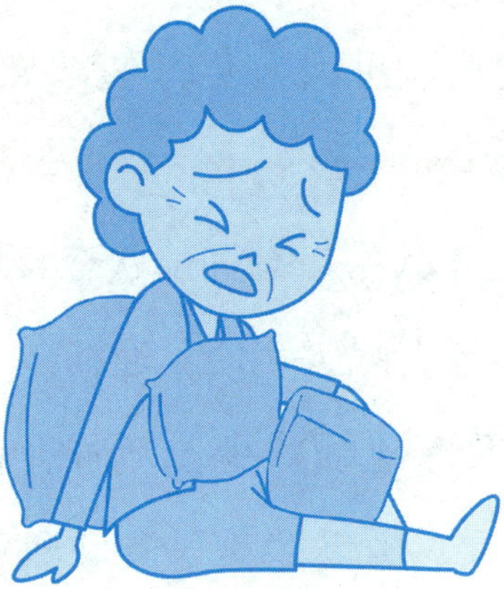

老年人睡眠照护

1. 影响老年人睡眠质量的原因

（1）生理性因素：年龄越大，睡得越少，这是因为神经细胞随年龄的增长而减少，而睡眠是脑部的一种活动现象，由于老年人神经细胞的减少，自然就导致老年人睡眠障碍，而失眠则是最常见的症状。

（2）脑部器质性疾病：老年人随着年龄的增长，脑动脉硬化程度逐渐加重，或伴有高血压、脑出血、脑梗死、痴呆、帕金森等病的出现，都可使脑部血流量减少，引起脑代谢失调而产生失眠症状。

（3）全身性疾病：进入老年，全身性疾病发生率增高。老年人多患有心血管疾病、呼吸系统疾病，以及其他退行性脊椎病、颈椎病、类风湿性关节炎、四肢麻木等。这些病可因为疾病本身或伴有症状而影响睡眠，加重了老年人的失眠。

（4）精神疾病：有关资料统计，老年人中，有抑郁状态及抑郁倾向的比例明显高于年轻人。抑郁症多有失眠、大便不通畅、心慌等症状，其睡眠障碍主要表现为早醒及深睡眠减少。随着患者年龄的增加，后半夜睡眠障碍越来越严重，主诉多为早醒和醒后难再入睡。

（5）心理社会因素：各种的心理社会因素，均可引起老年人的思考、不安、怀念、忧伤、烦恼、焦虑、痛苦等，都可使老年人产生失眠症。主要特点为入睡困难，脑子里想的事情总摆脱不掉，以至上床许久、辗转反侧，就是睡不着。或者刚刚睡着，又被周围的声响或噩梦惊醒，醒后再难以入睡。

（6）环境因素：这也是引起老年人入睡困难及睡眠不安的原因。比如，屋居临街、邻居喧哗、周围环境嘈杂等，亦可使老年人难于入睡。环境杂乱不宁，还易将睡眠浅的老年人吵醒而不能再入睡。

（7）白天睡眠过多：老年人白天没有太多的事情要做，所以白天小睡过多，也是影响夜间老年人睡眠的原因之一。老年人一般瞌睡多，在环境安静，无所事事的情况下，白天小睡容易增多。适当控制白天睡眠，则能明显改善夜间的睡眠质量。

2. 帮助老年人睡眠的方法

（1）营造睡眠环境

营造适宜的睡眠环境。许多老年人睡觉时很容易被一些细小的声音或光线所惊醒，再想要重新入睡是件很难的事情。建议选择卧室的时候要挑选远离闹区的那一侧房间，窗帘也得是遮光效果好的。屋子里的吊灯包括台灯都要选择灯光颜色柔和的灯泡，避免开灯时强光骤然刺眼。还可以在睡觉的时候戴上眼罩，这样就可以不用担心被光线惊扰。

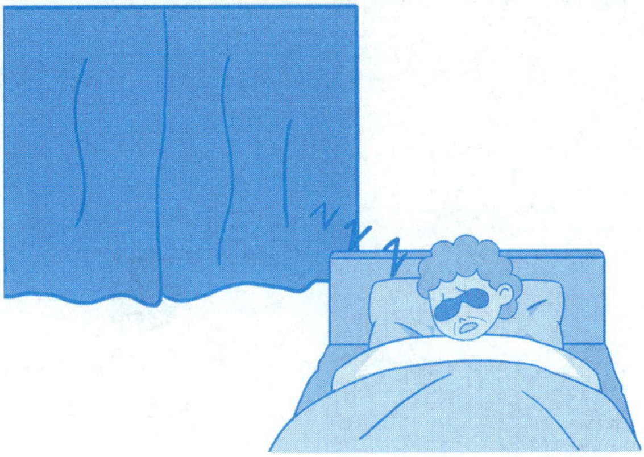

（2）注意睡前饮食

老年人的身体各个器官功能都有所减退，消化系统也不例外。如果晚餐以高蛋白、高脂肪食物为主，会增加肠胃的负担。躺在床上会感觉胸腹部饱胀不适，甚至会有钝痛感。因此晚饭一定要多吃蔬菜等清淡的饮食，而且至少要饭后两小时再上床休息。像浓茶、酒、巧克力等会兴奋神经的食物应忌食，可以喝一杯温牛奶，加点蜂蜜效果甚佳。

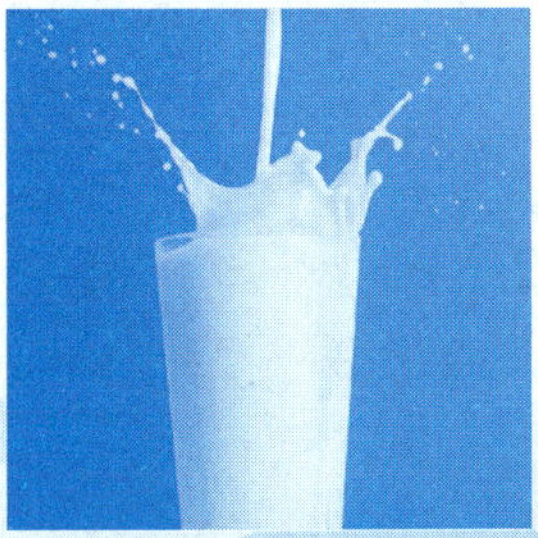
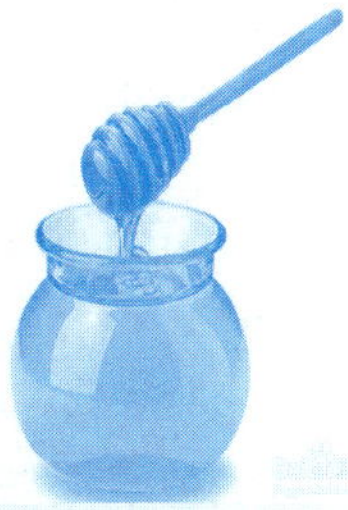
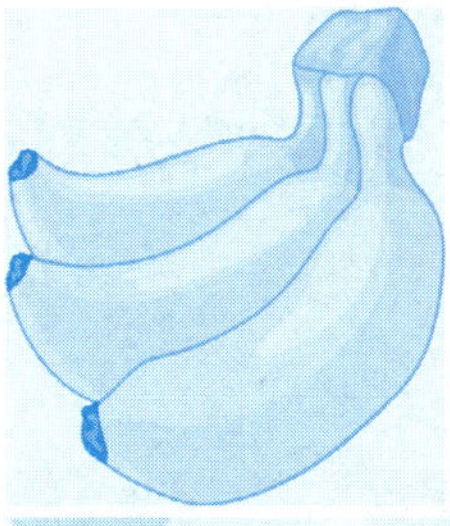
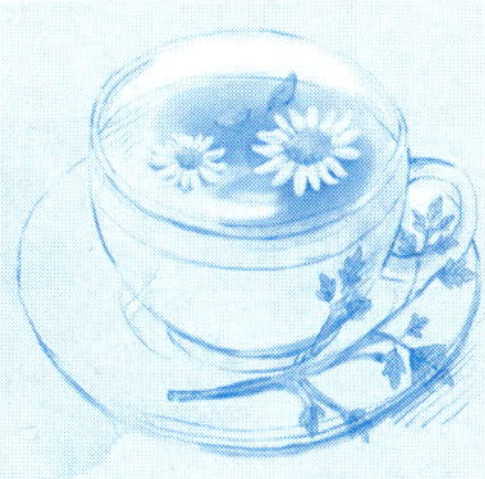

①温牛奶：温牛奶可促进睡眠并不是荒诞的说法。牛奶含有一些色胺酸（具有镇静作用的一种氨基酸）和钙，钙有利于大脑充分利用色胺酸。而且它能让人产生重返幼年的感觉，对婴儿来说，温暖的瓶子就意味着“放松，一切都很好”。

②蜂蜜：往温牛奶或香草茶中放入少量蜂蜜。许多糖是有刺激性的，但是一些葡萄糖能促使大脑停止产生进食素，进食素是最近发现的一种与保持清醒有关的神经传递素。

③香蕉：它的果实实际上就是“安眠药片”。香蕉除了能平稳血清素和褪黑素外，它还含有让肌肉松弛效果的镁元素。

④菊花茶：菊花茶之所以被归为就寝时的饮品，是因为它所具有的适度的镇静效果，对无法放松的神经或身体来说，它是完美的天然对抗手段。

3. 老年人睡眠的禁忌

（1）忌临睡前吃东西：人进入睡眠状态后，机体部分活动节奏便放慢，进入休息状态。如果临睡前吃东西，肠胃等又要忙碌起来，这样加重了它们的负担，身体其他部分也无法得到良好休息，不但影响入睡，还有损于健康。

（2）忌睡前用脑过度：晚上如有工作和学习的习惯，要把较伤脑筋的事先做完，临睡前则做些较轻松的事，使脑子放松，这样便容易入睡。否则，大脑处于兴奋状态，即使躺在床上也难以入睡，时间长了，还容易失眠。

（3）忌睡前情绪激动：人的喜怒哀乐都容易引起神经中枢的兴奋或紊乱，使人难以入睡，甚至造成失眠。因此，睡前要尽量避免大喜大怒或忧思恼怒，使情绪平稳。

（4）忌睡前说话：因为说话容易使大脑兴奋，思想活跃，从而影响睡眠。

4. 实用助眠按摩技巧

（1）拇指搓耳：两手大拇指侧面紧贴耳下端，自下而上，由前向后，用力搓摩双耳1~2分钟。可以疏通经脉、清热安神，防止听力退化。

（2）双掌搓面：两手掌紧贴面部，用力缓缓搓面部所有部位1~2分钟。可以疏通面部经脉、防止皱纹产生、缓解精神疲劳。

（3）双掌搓肩：两手掌用力搓摩颈肩肌群1~2分钟，重点在颈后脊柱两侧。可缓解疲劳，预防颈肩病变。

（4）叠掌摩腹：两掌重叠紧贴腹部，先顺时针、再逆时针环摩腹部所有部位，重点在脐部及周围，共2~3分钟。可以强健脾胃，促进消化吸收。

（5）指尖摩头：两手食指、中指、无名指弯曲成45°，用指端往返按摩头部1~2分钟。可以加强脑部供血、强健脑细胞、促进入睡。

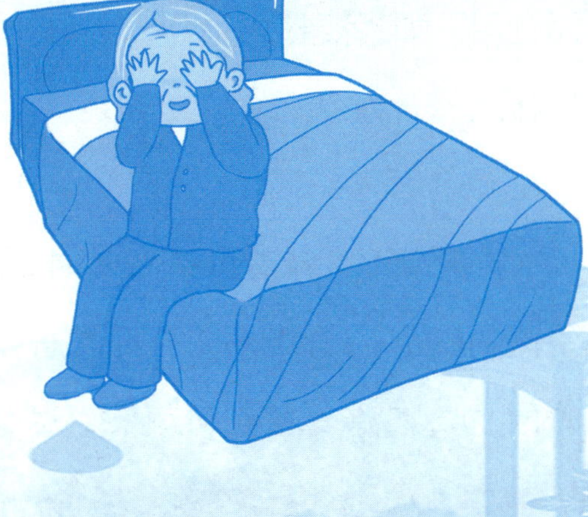

老年人饮食照护

1. 老年人饮食的原则

（1）食物宜杂

没有一种食物能包含人体所需要的各种营养素，因此，每天都要吃谷类、蔬果、菌藻等多种食物，还要注意荤素搭配，粗细搭配，色泽搭配，口味搭配，干稀搭配。减少脂肪摄入，身体瘦弱、检查结果偏低者，可适当放宽。

（2）蔬果宜鲜

新鲜、有色的蔬果类，富含维生素、矿物质、膳食纤维，水果中还含有丰富的有机酸，有刺激食欲和维持体液酸碱平衡的作用。一些质地软的水果，如香蕉、西瓜、水蜜桃、木瓜、芒果、猕猴桃等都很适合老年人食用。可以把水果切成薄片或是以汤匙刮成水果泥食用。如果要榨成果汁，必须注意控制分量，榨汁时可以加些水稀释。

（3）质量宜高

质量高不意味着价格高，如豆制品、蛋、老年人奶粉等都是质量高的食品，老年人应当经常食用。还要注意多吃鱼，少吃肉。糖的主要来源是主食和蔬果，尽量减少白糖、红糖、砂糖等精制糖的食用。

（4）数量宜少

若要身体安，三分饥和寒。老人要吃多种食物，但每种食物数量不宜过多，每餐七八分饱。控制饮食总热量。

（5）质地宜软

老人对食物的消化吸收不好，所以，饭菜质地以软烂为好，可采用蒸、煮、炖、烩等的烹调方法。选择的食物尽量避免纤维较粗、不宜咀嚼的食品，如肉类可多选择纤维短、肉质细嫩的鱼肉。

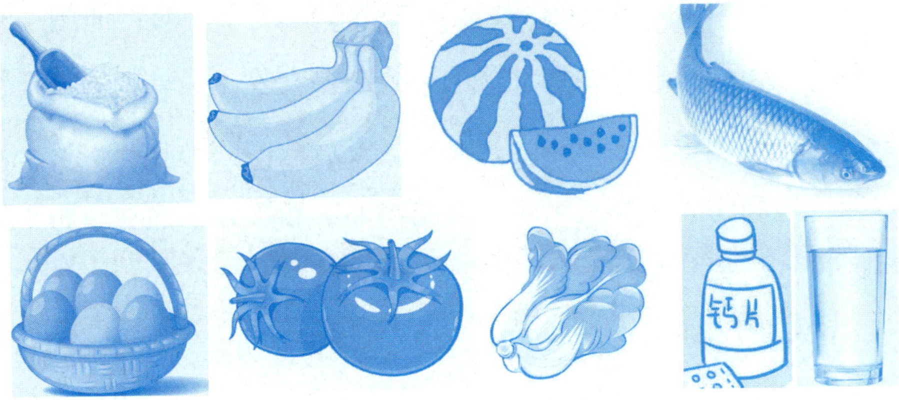

（6）适当摄入钙、磷等微量元素，补充多种维生素

女性在更年期之后，荷尔蒙激素分泌减少，骨密度降低，更容易患上骨质疏松症。老年人可以多进食一些低脂或无脂的奶制品，比如牛奶和奶酪等，也可以多吃点花椰菜或杏仁。推荐每天摄入量为800毫克。

（7）少吃辛辣食物

虽然辛辣香料能引起食欲， 但是老年人吃多了这类食物，容易造成体内水分、电解质不平衡，出现口干舌燥、火气大、睡不好等症状，所以少吃为宜。

（8）白天多补充水分

因为担心尿失禁或是夜间频繁跑厕所，不少老年人整天不喝水。其实应该鼓励老人在白天多喝白开水，也可泡一些花草茶（尽量不放糖）变换口味，但是要少喝含糖饮料。晚餐之后，减少水分摄取，这样就可以避免夜间上厕所影响睡眠。

（9）限制油脂摄取量

老年人摄取油脂要以植物油为主，避免肥肉、动物油脂（猪油、牛油），而且也要少用油炸的方式烹调食物。另外，甜点糕饼类的油脂含量也很高，老年人应尽量少吃这一类的高脂肪食物。最好多元不饱和脂肪（如玉米油、葵花籽油）和单元不饱和脂肪（如橄榄油、花生油）轮换着吃，这样比较能均衡摄取各种脂肪酸。

（10）少加盐、味精、酱油，善用其他调味方法

味觉不敏感的老年人吃东西时，常觉得索然无味，食物一端上来就猛加盐，很容易吃进过量的钠，埋下高血压的隐患。可以多利用一些具有浓烈味道的蔬菜，例如香菜、香菇、洋葱，用来炒蛋或是煮汤、煮粥。利用白醋、水果醋、柠檬汁、橙汁或是菠萝等各种果酸味，也可以变化食物的味道。用一些中药材，尤其像气味浓厚的当归、肉桂、五香、八角或者香甜的枸杞、红枣等，取代盐或酱油，丰富的味道有助于勾起老年人的食欲。

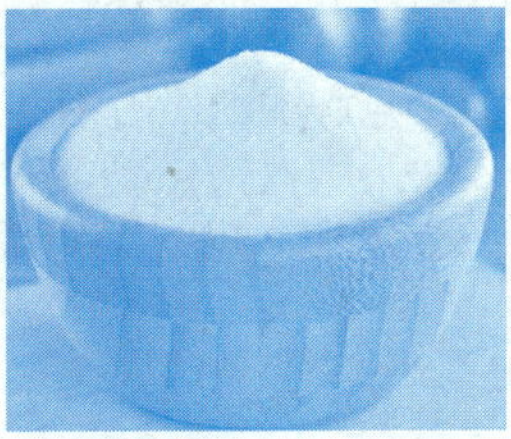

盐

味精

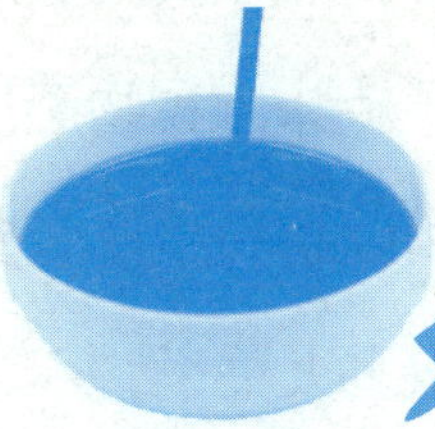

酱油

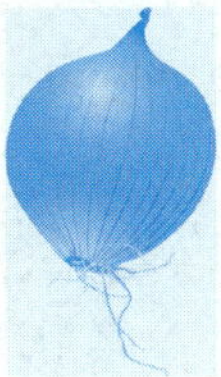

洋葱

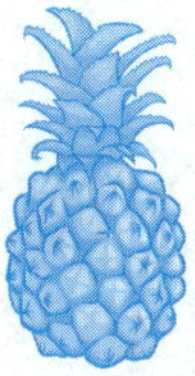

菠萝

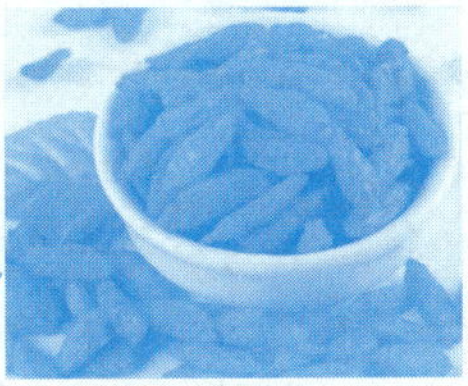

枸杞

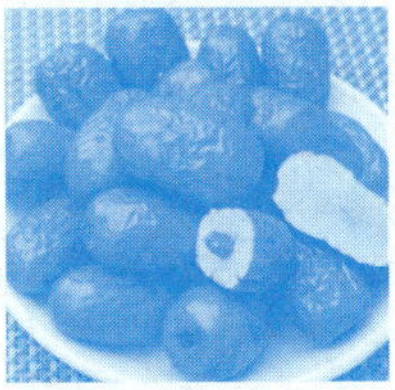

红枣

2. 帮助老年人进食

（1）护理员在进食护理中的作用

☆鼓励有自理能力的老人自己用餐。

☆给老人创造良好的用餐环境。

☆帮助老人养成良好的饮食习惯。

☆协助老人采取舒适的进食姿势。

（2）进食护理的基本要求

☆用餐前避免为老人做伴有痛苦、不安、兴奋的治疗和处置。

☆保持老人口腔清洁。如果老人口腔不清洁，容易引起口腔疾病。

☆装盘、盛饭要讲究美观，具有一定的观赏性，以此调动老人的食欲。

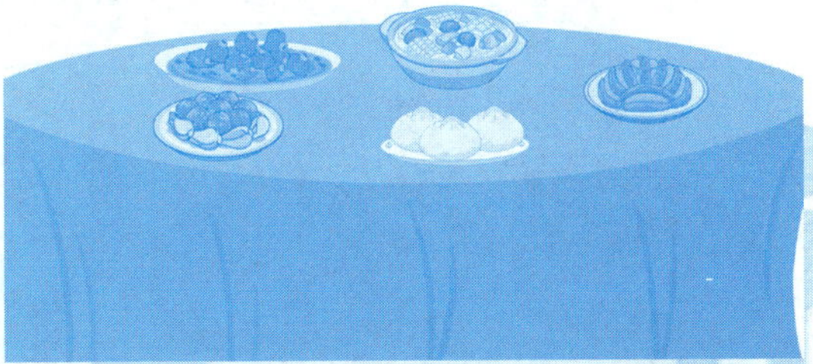

☆根据食物的性质调好

其温度，因为味觉与食物的温度有一定关系。如甜味：在30℃～40℃时最甜；咸味：食物温度越高感觉越淡，温度越低感觉越咸；苦味：食物的温度越高，感觉越淡，温度越低，感觉越苦；酸味：酸度与温度变化没多大关系，不过温度高了，刺激会稍微大一些。

☆如果是在福利院，则尽量让老人到食堂与同伴一起用餐；如果是在家里，就和家人一起用餐。

☆护理员要着装整洁、干净利索，系上干净的围裙；以亲切、和蔼的态度对待老人；适当跟老人说话，唤起老人的食欲；喂饭时不要催促老人，一定要让老人细嚼慢咽。

☆饭后护理员和老人都要洗手，还要勤刷牙，防止口臭。

☆老人用餐过程中要注意观察老人的食欲和咽食情况，有什么异常，随时通知老人的家人或护士（住院护理时），并注意采取预防措施。

（3）用餐的护理

☆到餐厅用餐时，对能走路的老人，就尽量让他们自己摆上碗筷，端饭菜，饭后要自己收拾饭桌。

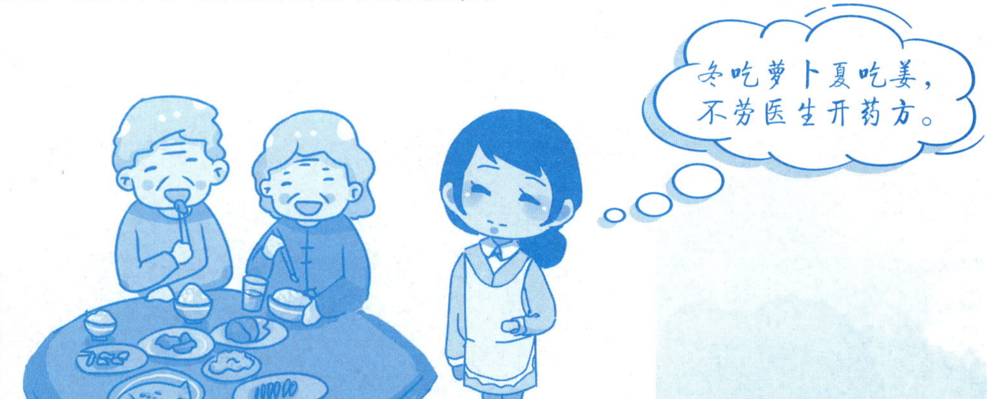

☆对行走不便的老人，要搀扶着或用轮椅接送，并帮助他们摆上食物，收拾碗筷。

☆对患有上肢功能障碍的老人，要实行喂食。

☆应努力做到用温和的语言鼓励老人用餐，向老人讲述必要的营养知识。对老人面带笑容，让他们感受到温暖，从而感受到生活的价值，这是护理员的基本职责。

（4）不同状况的用餐护理

①上肢运动功能障碍老人的饮食护理

老年人患有麻痹、挛缩、变形、肌力低下、震颤等上肢障碍时，自己摄入食物易出现困难，但是有些老年人还是愿意自行进餐，此时，可以自制或提供各种特殊的餐具。如老年人专用的叉、勺，其柄宜粗以便于握持，也可将普通勺把用纱布或布条缠上即可；有些老年人的口张不大，可选用婴儿用的小勺加以改造；使用筷子的精细动作对大脑是一种良性刺激，因此应尽量维持老年人的这种能力，可用弹性绳子将两根筷子连在一起以防脱落。

②视力障碍老人的饮食护理

对于视力障碍的老年人，做好单独进餐的护理非常重要。护理员首先要向老年人说明餐桌上食物的种类和位置，并帮助其用手触摸以便确认。要提醒老人注意热汤、茶水等容易引起烫伤的食物，食物中有骨头或鱼刺应去掉。

有视力障碍的老人，因看不清食物的颜色和形状，很容易引起食欲减弱。因此，对这些老人来说，食物的味道和口感很重要，还可以给他们讲点刺激食欲的话来调动食欲。或者让老年人与家属或其他老人一起进餐，制造良好的进餐气氛以增进食欲。

③吞咽困难老人的饮食护理

由于存在吞咽反应能力低下、吞咽关闭不全或声门闭锁不全等情况，吞咽能力低下的老年人很容易将食物误咽入气管。尤其是卧床老年人，舌头控制食物的能力减弱，更易引起误咽。

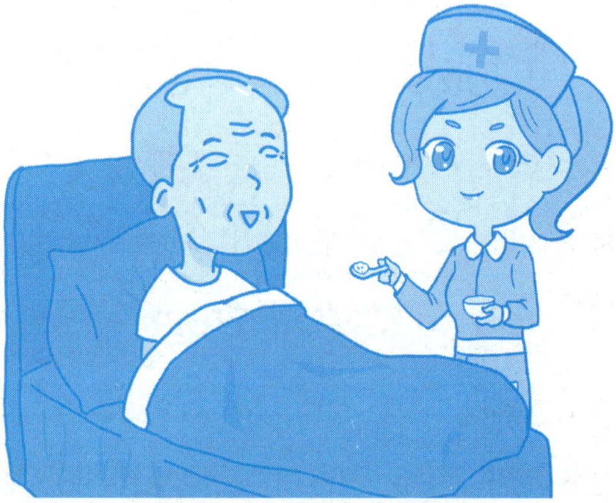

A. 给老人提供容易咽下的食物。容易咽下的食物有酸奶、豆腐、鸡蛋羹、面条、稀饭、粥等。而难以咽下的食物有年糕等黏性大的食物或水分少的面包、饼干、芋头等食物。烹调时尽量想办法切得细，煮得柔软，还可以用芡粉把食物做成糊状。

B. 采取容易咽下的姿势。一般采取坐姿或半卧位比较安全，偏瘫的老人可采取侧卧位，最好是卧于健康侧。进食过程中应有照顾者在旁观察，以防发生事故。

C. 让老人细嚼慢咽。喂饭时不能着急，要一点一点喂，待老人吞咽完第一口后再喂第二口，并确认是否已咽下。如果老人对进餐具有恐怖感或厌恶感，首先应帮助老人消除这些精神障碍。

D. 老年人随着年龄的增加，唾液的分泌相对减少，口腔黏膜的润滑作用减弱，因此，进餐前应先喝水湿润口腔，对于脑血管障碍以及神经失调的老人更应该如此。

老年人排泄照护

1. 老年人正常排便的照料

安排规律的排便时间、良好的排便习惯是建立在稳定的生活规律之上的。对于老年人最适宜的排便时间是在每日早餐后。餐后是胃肠活动最活跃、对刺激最敏感的时间，长此以往就能逐渐养成定时排便的习惯。

（1）安置合适的排便环境

☆要为老人创造一个独立、隐蔽、宽敞的排便环境。

☆能够行走和乘轮椅的老人，应尽量协助老人如厕排便。

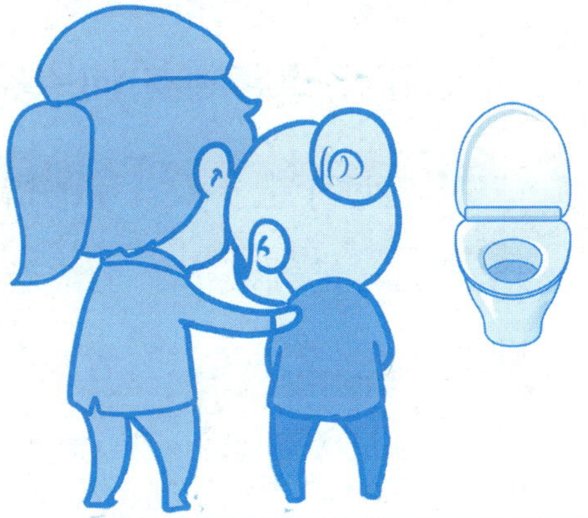

☆对自理困难、需要在床上排便的老人，在照顾中要做到周到、耐心。

☆室内最好用拉帘加以遮挡，老人便后要及时清理周围环境。

☆为老人盖好衣被、开窗通风，保证老人居室环境清洁、空气清新、无异味。

（2）采取舒适的排便姿势

☆蹲位排便：蹲位排便是最佳排便姿势，老人在下蹲时腹部肌肉受压，使腹腔压力增加，可促进粪便排出。

☆如果老人患有高血压、心脏病，应避免采取蹲位排便，以防老人下蹲时间过久导致血压改变或加重心脏负担而发生意外。

☆卧位排便：对体弱或因病不能下床排便的老人，如果病情许可，可以将床头抬高30°～50°，扶助老人取半坐卧位后在床上进行卧位排便。便盆必须清洁、无破损，以防引起老人不适。放便盆时，便盆下方要衬有布垫，以防污染床铺。大便后要及时清理环境，开窗通风，并注意观察粪便的性状有无异常。

2. 老年人正常排尿的照料

（1）有助于老年人排尿的措施

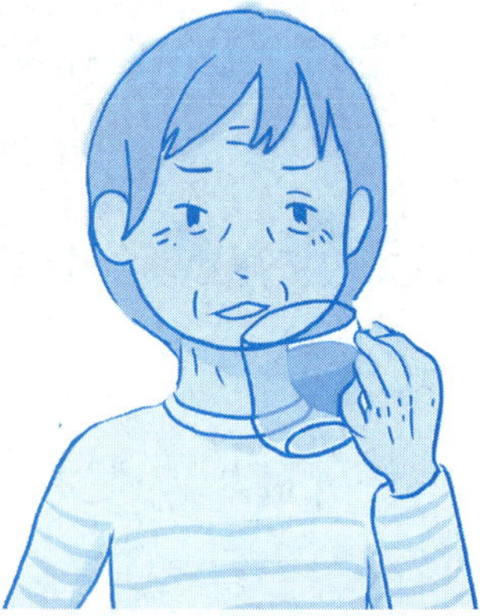

☆保证充足的液体，正常老人每日摄入的水分应为1500mL，当老人有额外水分丧失如发热、大量出汗、呕吐、腹泻及液体引流时，则应增加液体的摄入。

☆保证一定的活动量，活动可增加腹部和会阴部肌肉的张力，有助于排尿。

☆如果老人活动受限，则应做局部肌肉的锻炼，指导老人有节律地做会阴部肌肉的收缩与放松活动，以增加会阴部肌肉的张力。

（2）老年人能正常排尿时，应尽力做到：

☆维持正常的排尿姿势，正常的排尿姿势可以利用重力作用及腹内压促进排尿（在排尿前解除老人原有的不适）。

☆提供隐蔽的排尿环境，隐蔽性有利于老人自我放松，尤其在老人处于疾病或其他压力所造成的焦虑状态时，为老人创造隐蔽的排尿环境非常重要。

3. 排泄异常的照料

（1）腹泻老人的照料

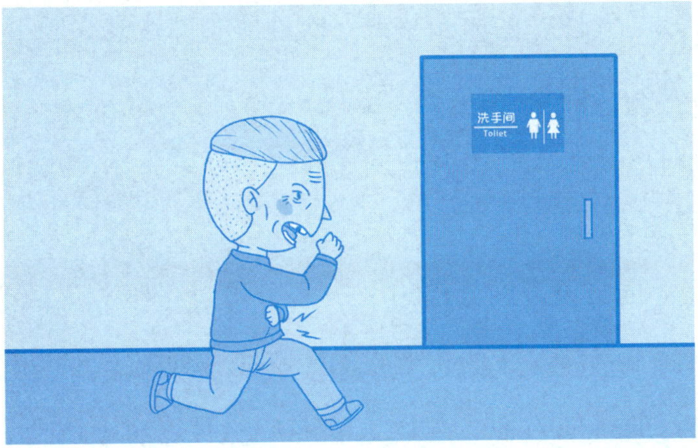

严重腹泻可造成人体大量胃肠液丢失而发生水分、电解质及酸碱平衡的紊乱。对腹泻老人要精心照料，做到以下几点：

①全面观察；

②注意休息；

③多饮水；

④饮食调养；

⑤遵照医嘱服药；

⑥保暖；

⑦局部清洁干燥。

（2）大便失禁老人的照料

大便失禁是由于肛门括约肌失去控制能力，排便不受意识支配，如截瘫老人。对于大便失禁老人的照料应做到如下几点：

①主动关心老人；

②给予精神安慰；

③保持室内空气新鲜，经常通风；

④使用柔软通气性好的尿布垫或一次性尿布铺在老人臀下；

⑤一经污染要立即更换；

⑥有条件时可让老人卧于有孔的病床上，以减少床褥污染。

（3）便秘老人的照料

便秘是指粪便在肠道内停滞过久，水分被过量吸收导致粪便干燥、坚硬和排便不畅。对于便秘老人的照料应做到如下几点：

①养成良好的排便习惯。帮助老人养成每日定时上厕所和排便的习惯；

小贴士：帮助老年人排便

糙米含有丰富的纤维素、蛋白质、淀粉及钙、铁、磷、维生素B_1、维生素A、维生素E等矿物质，其中丰富的纤维素有助排便。甘薯味甘性温，食用后能滑肠通便，健胃益气。食用苹果，能使大便变得松软，另外苹果能刺激肠蠕动，助于

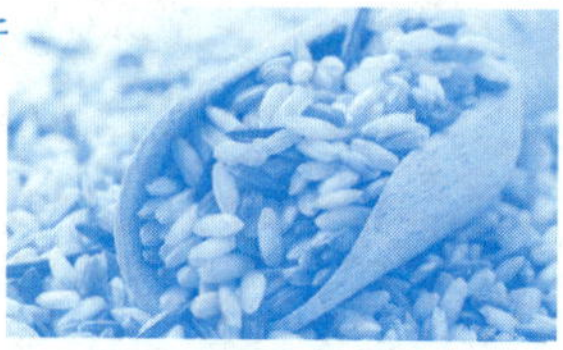
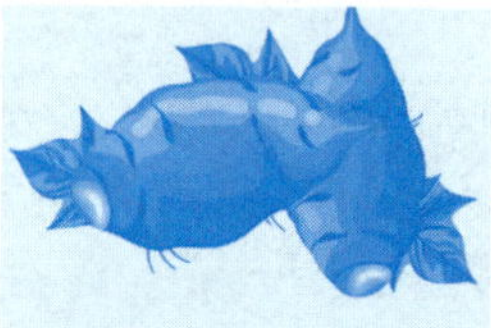
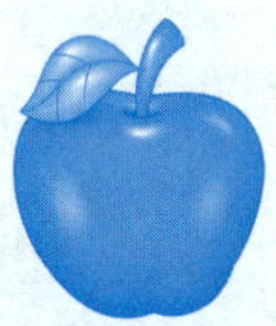

②建立合理食谱，调整饮食习惯，在饮食中增加纤维量，适当摄取粗粮；

③食用新鲜水果和蔬菜并多饮水。

（4）肠造瘘老人的照料

肠造瘘又叫人工肛门或假肛，老人结肠部位的疾患，经外科手术切除病变组织后，在腹部作一肠造瘘，以便排出粪便。此种状况一般持续时间长，甚至需要伴随老人终生。对于肠造瘘老人的照料应做到如下几点：

①及时更换结肠造瘘口的便袋，使老人舒适；

②便袋内的粪便超过1／3时应及时取下便袋、倾倒，更换另一个清洁便袋。取下的便袋应及时清洗干净、晾干，以便下次使用；

③腹部的适透膜环（护肤片）应每两周更换一次，如有脱落或被粪便严重污染时，应及时更换；

④老人宜进食容易消化的食物，少吃粗纤维多、容易胀气或刺激性强的食物，如韭菜、洋葱、豌豆、黄豆、辣椒、汽水等；

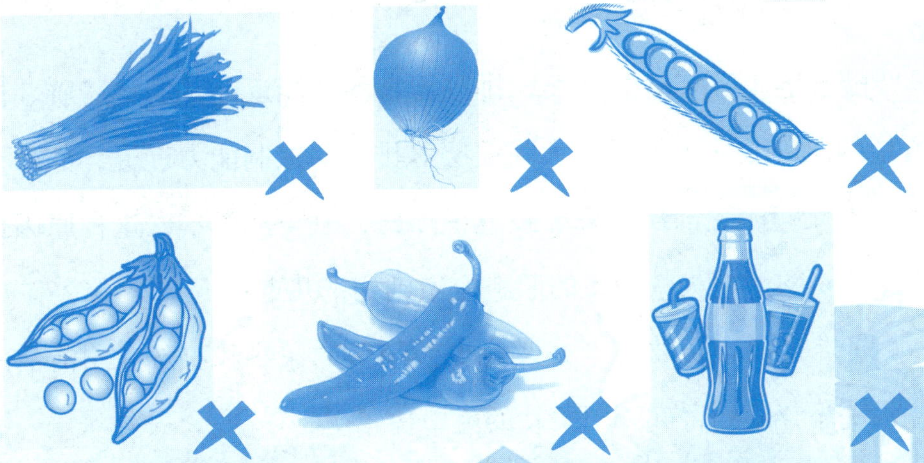

⑤注意饮食卫生，防止发生腹泻。

（5）尿潴留老人的照料

尿液存留在膀胱内不能排出称尿潴留，老人表现为下腹部胀满、疼痛，不能排出尿，用手触摸下腹部膨隆，有囊样包块。

当尿潴留时，膀胱容积可增至3000～4000mL，膀胱高度膨胀达到脐部，老人感到下腹部膨隆、疼痛并有压痛。尿潴留多见于尿道或膀胱颈部被阻塞，如前列腺肥大、肿瘤，直肠或盆腔手术后等。某些体位和心理因素也可引起尿潴留。对于尿潴留老人的照料应做到如下几点：

①按摩、热敷下腹部，用热水袋敷下腹部或轻轻按摩下腹部，以便解除肌肉紧张，促进排尿；

②利用条件反射，诱导排尿让老人听流水声或用温水洗会阴，以引起排尿反射；

③在使用导尿法、留置导尿法等方法时，养老护理员要注意观察老人尿液的颜色、量，以及有无泌尿系统感染等情况。

（6）尿失禁老人的照料

随着老年人年龄的增长，排尿器官的功能逐渐减弱，膀胱、尿道括约肌的收缩力降低，大脑皮层对排尿的控制能力衰退，部分老年人因瘫痪、脑部疾患等导致意识障碍，发生尿失禁，这种原因最为常见。对于尿失禁老人的照料应做到如下几点：

①养老护理员要为老人及时更换潮湿的尿垫和衣裤并用清洁的温水洗净会阴和臀部（用柔软的毛巾擦干）；

②对长期卧床的老人，要选择合适的尿垫，尿垫应选用吸湿性强、通气性良好、柔软的棉织品；

③一次性纸尿垫吸水性强，对皮肤刺激性小，但纸制品通气性较差，不适宜长期使用。

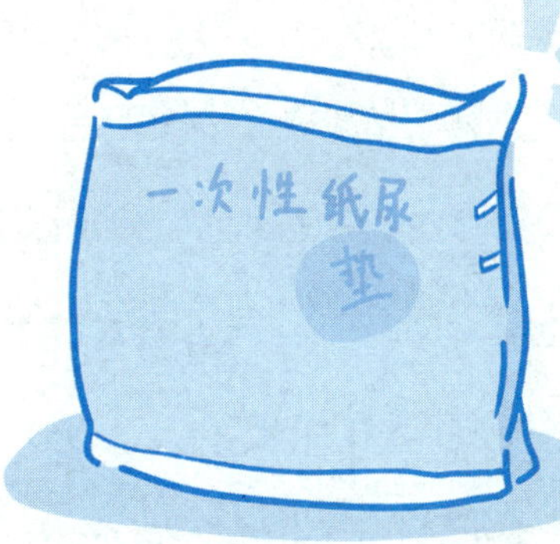

排尿功能的训练：

①要协助老人养成定时排尿的习惯，无论有尿与否，每隔2h都要去卫生间排尿一次或为老人送一次便器，以训练排尿功能，排尿后用手按压下腹部，以排空膀胱残余尿；

②坚持一段时间后，再逐渐延长排尿间隔时间，使老人逐渐恢复至正常状态；

③在训练排尿功能的同时，要鼓励老人多喝水，以便有足够的尿量，刺激排尿反射的恢复，液体的摄入一般应在白天供给1500～2000mL为宜，夜间应限制液体的摄入量，以免夜间尿量增多，影响老人的睡眠。

（7）留置导尿管老人的照料

留置导尿管是为老人导尿后，将导尿管保留在膀胱内，引流出尿液的方法。对于留置导尿管老人的照料应做到如下几点：

①保持引流管的通畅，留置的引流管要放置妥当，防止受压、扭曲、堵塞，为老人翻身、活动身体时，注意导尿管固定的部位不

要松脱；

②防止感染，保持会阴部的清洁，每日用热水、毛巾擦拭会阴部，必要时用消毒剂擦拭尿道口及周围皮肤，鼓励老人多饮水和更换体位，促进排尿，尿液增多可达到膀胱冲洗的目的，防止发生泌尿系统感染和结石；

③每日定时更换储尿袋，测量尿量并记录，在更换储尿袋时，不可将橡胶引流管末端提高（应低于老人会阴部），防止尿液逆流，引起逆行感染；

④训练膀胱反射功能，采用定时关闭和开放引流管的方法，以训练膀胱排尿功能的恢复，一般每4h开放一次，使膀胱能定时充盈和排空；

⑤如果老人离床活动时，要注意导尿管和集尿袋的安置。

老年人安全保护

1. 老年人的生活起居安全

（1）起居动作要轻缓：老年人在突然、快速改变体位时常会发生头晕、眼花或心慌，甚至摔倒的情况，因此：

①起床、下床时要由卧而坐，停一会儿，再由坐而立，起步动作要慢。

②久坐后，应在原地站立一下再走；由蹲位到站立时，更应缓慢并站一会儿再走，不能站起来马上就走。尽量少做低头弯腰的动作。

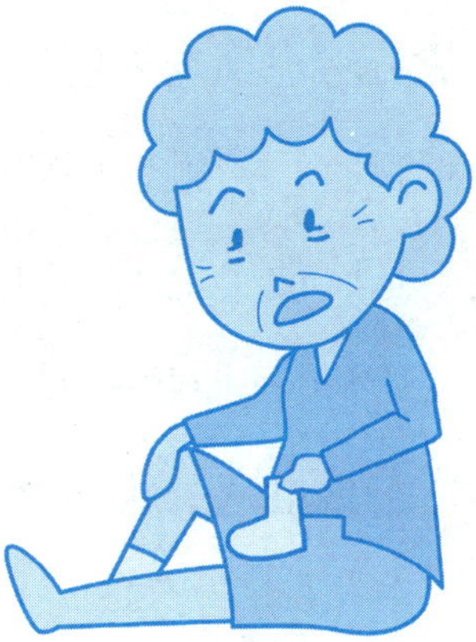

③不宜长时间站立，更换衣服或穿脱鞋袜时最好取坐位，必须保证不单腿站立。

（2）行走要给予必要的帮助：对体弱或高龄老人要给予：

①搀扶。老人出行时步伐多较缓慢，陪护人员一定不能催促，必要时要予以搀扶或由自己扶着室内的墙壁、桌椅往前走。

②拐杖。平时或上街时可用拐杖，拐杖着地的一端最好带有橡皮头以防地滑。

③行走时间不能太长，一旦感到疲乏应及时休息。

（3）老年人出行时最好有人陪护：老年人经常到户外活动，如串亲访友，结伴旅游，是非常有益于身心健康的。但是，外出前要掌握当日的天气，并根据天气情况准备必要的物品，同时要合理安排外出的时间，避免时间太长；一般情况下，雨雪天、雾天、大风寒冷天气，炎热季节是不宜外出的，如事先有约，无法改变时间，应先做好充分的准备，切勿匆忙外出。外出时要注意交通安全，行走不宜过急，以免忙中出错。护理人员若陪同老人外出，应依老人的心态与其闲谈，使其心情舒畅；若老年人心事重重，就最好不外出。

（4）家具要适用：家有老年人，各种家具在保持适用的同时，要充分考虑到老人使用的安全性。如座椅要结实牢固有靠背或扶手，高低适宜，接触地面要稳固；床具最好是硬板床、铺厚褥为宜，高矮要合适，便于上下；地面要平坦不打滑；门槛不宜过高等。

（5）其他相关起居安全注意事项：

①尽量减少爬高就低；

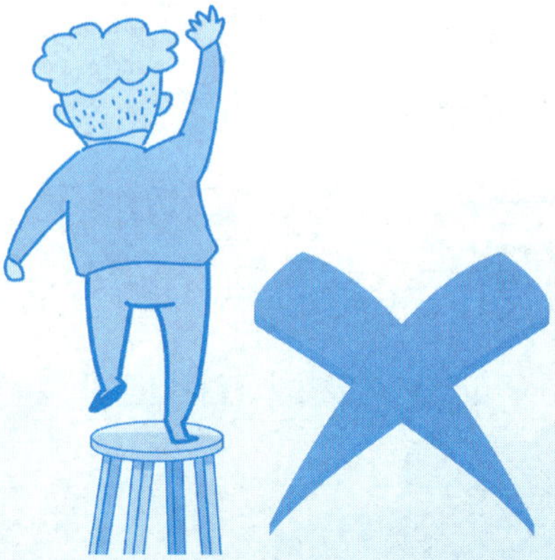

②尽量不穿塑料底和高跟鞋以防滑倒；

③睡前不吸烟，必须保证不躺着吸烟，以防火灾；

④做家务劳动时，动作要舒缓，不急躁，要防止烫伤；

⑤常用物品不要随便移动位置，以便于取用。

2. 老年病人的安全护理

（1）加强看护，防止坠床、跌倒。加强护理管理，完善安全措施。意识不清，烦躁不安，关节活动不好，脑卒中病人容易发生坠床，要使用床档，尤其是晚上；智力障碍的防止病人走失。

（2）必要时使用保护具限制肢体活动，使用约束带时注意带子的松紧，随时观察肢体的血运情况。

（3）护理人员为卧床病人翻身时，注意避免因用力过度把病人推下床。部分病人因自尊心强，不愿意麻烦护理人员而事事亲力亲为，但往往适得其反。护理员要加以指导，消除病人的顾虑，并给予病人帮助。对昏迷、癫痫病人，应严密观察病情变化，做好病人安全预见性护理。

为防止病人跌倒，病区地面应经常保持清洁、干燥，光而不滑，特别是浴室地板应采用防滑措施，以保证安全。房间内应简化设施，暂时不需要的器械应移开，尤其注意不应放置在病人经常活动的地方。床头桌上的东西应方便病人取用。陪视人离开病房后，降低病床高度或在床前放上椅子，以便病人安全下床。移动的设备应在车轮上装安全锁，使用前锁定，防止移动。走廊、病房应设有地灯，既不影响病人休息，又可保证夜间病人行走安全。在床头贴醒目标志，挂“防跌倒”牌，标识明显，全员皆知。同时加强宣教，使病人及其家属知晓，避免不必要的纠纷。

（4）病人外出散步，检查应有人陪同。病人衣裤、鞋袜要合适，避免过长、过大，影响行走或绊倒。肢体活动不便者，指导病人上下床时动作要缓慢，避免因自身平衡力减弱导致坠床。

（5）防止烧伤、烫伤。应注意安全用氧气、明火、电器等，以免发生火灾。老年人由于感觉迟钝，皮肤对冷、热敏感性下降，在使用热水袋时应避免发生烫伤。热水袋的水温应限制在安全范围内，水温不得高于50℃，并在热水袋外加布套等物，避免直接接触皮肤。危重病人使用热水袋时，应床边交接班，并经常观察局部情况。使用热水袋、烤灯、频谱治疗仪过程中，要按规程操作，并采取有效的防范措施。

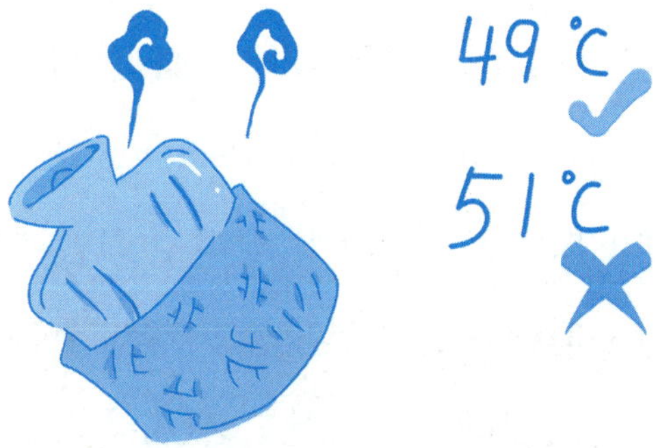

（6）注意给药安全。详细了解病人有无过敏史，对已知过敏的药物严禁使用。给药时要明确区分内服药和外用药，标记鲜明，指导其用药，发口服药时必须送药到口，以免误食，并注意观察用药后的反应。夜间或睡眠中服药时，一定要把老人叫醒后再服，以防呛咳。粉剂药应装胶囊或加水混成糊状后再服。服用安眠药的病人，上床后再服用，以免因药物起效后上床不及引起跌倒。根据药物性质调节输液速度，避免因滴速过快导致急性循环负荷过重。

（7）防呛、防噎、防窒息。老年病人，由于视力和记忆力不佳，容易看错或重复服用自备药品；由于神经反射活动减退，吞咽肌群互不协调，易出现呛咳甚至窒息、死亡。故应为病人提供易吞咽和消化的食物，保证足够的营养。嘱病人进食时注意力集中，不要讲话，进食体位要合适。

（8）预防压疮。长期卧床，大小便失禁，老年病人由于生理功能衰退及疾病影响导致认知功能损害易发生压疮。低蛋白血症是发生压疮的主要原因，气垫床等局部减压设备可有效预防压疮的发生。另外还可进行红外线灯照射，受压部位按摩，定时翻身，保持床单干燥清洁，保持病人会阴部、肛周皮肤干燥。鼓励病人尽早下床活动，不能起床者，指导病人在床上活动或进行被动运动，加强营养，改善全身状况。强调卧床期间加强翻身和皮肤清洁护理等，对压疮的预防有明显的作用。提高工作责任心，及早发现压疮先兆，可减少由于工作失误而造成的压疮。积极治疗原发疾病，提高机体抵抗力。让病人尽可能早地运动是最有效的预防措施。

（9）防止交叉感染。老年人免疫功能低下，对疾病的抵抗力弱，应预防感染新的疾病，病人之间尽量避免互相走访，尤其是患呼吸道疾病或发热的老人。

（10）加强心理护理。护理人员应注重自己的言行举止，避免给病人带来心理伤害。善于与病人沟通，尊重病人的权利和人格，了解病人的心理状况，良好的服务态度，精湛的技术有利于病人的康复。

（11）妥善保管住院病人的贵重物品，护理人员要以高度的责任心，做好安全护理，尊重和保护病人的合法权益，减少意外伤害，减轻病人的痛苦，减少不必要的纠纷，使病人顺利地渡过治疗期，为促进病人的康复创造条件。

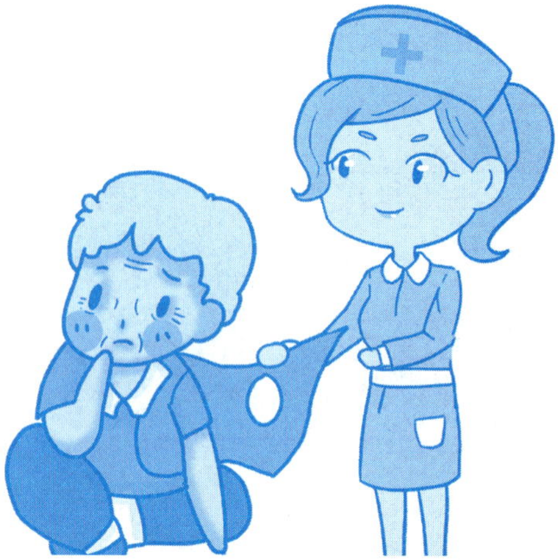

（12）火灾防护

①平时最好在老人床头备一杯水，一旦发生火灾，马上泼湿被子，代替湿毛巾捂住口鼻，也可准备一些小工具，如口哨、手电筒等，老人体力有限，这些工具可以帮助逃生。

②身上着火时，不要带火奔跑，应该设法把衣服脱掉，也可以在地上打滚，所处位置接近水源时，可想办法用水淋湿衣服。

③一旦发生火灾事故，在拨打“119”火警电话的同时，要迅速疏散老人，特别对年老体弱、卧病在床、没有自理能力的老人要重点进行救援。

④平时要做好老人的日常防火教育，让老人了解防火逃生常识，提高安全意识。

轮椅与床之间的转移

1. 从床向轮椅移动

将轮椅靠近老人身体健侧，轮椅与床呈30～45°角，固定轮椅，脚踏板向上抬起，扶助老人坐在床沿，叮嘱老人手臂扶在护理员肩上或两手在护理员颈后交叉相握。护理员双膝抵住老人双膝，两手臂环抱老人腰部夹紧，两人身体靠近，老人身体前倾靠于护理员肩部，护理员以自己的身体为轴转动，将老人移至轮椅上。叮嘱老人扶好轮椅扶手，护理员绕到轮椅后方，两臂从老人背后两肋下伸入，将老人身体向椅背后移动，使身体坐满轮椅座位。

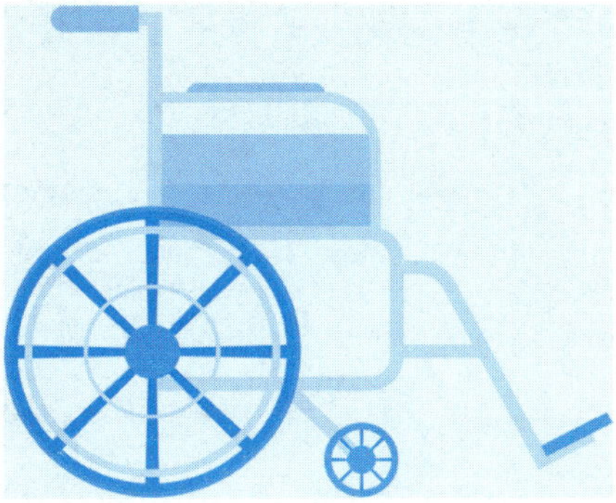

2. 从轮椅向床移动

轮椅与床呈30°角，固定轮椅，脚踏板向上抬起。护理员的双膝抵住老人的双膝，两手臂环抱老人腰部夹紧，两人身体靠近，老人身体前倾靠于护理员肩部，护理员以自己的身体为轴转动，将老人移至床上。

拐杖的手持方法

虽然推荐老年人使用拐杖，但是，指导时内容不要过于烦琐（避免老年人厌烦、抵触），要以老年人不厌烦、容易接受的方式进行指导。

拐杖的手持方法：原则上由健侧手握持。

要点：杖尖的橡胶套头是消耗品，请认真检查并定期更换。

（1）拐杖的握法

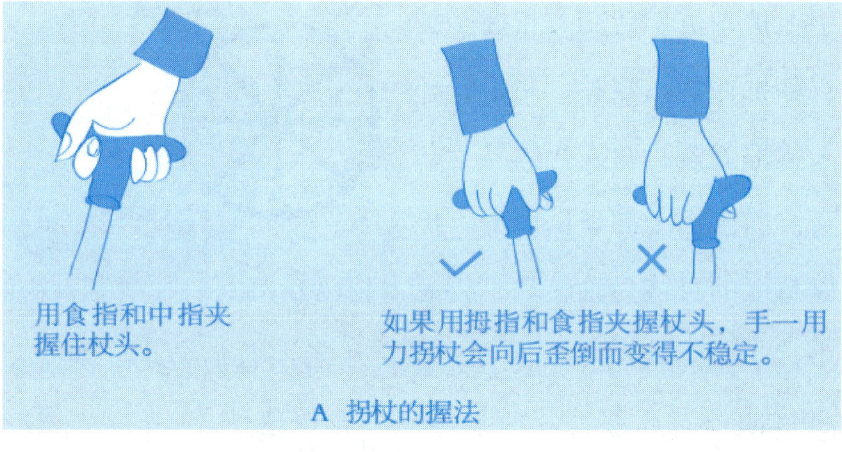

A 拐杖的握法

（2）拄拐杖步行的方法

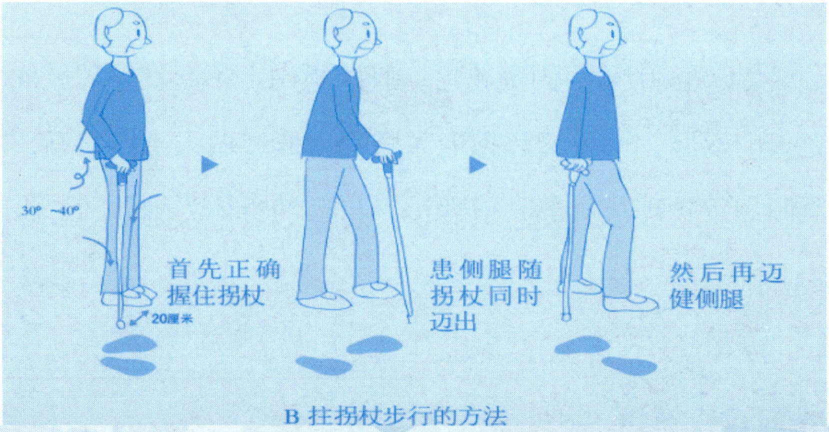

B 拄拐杖步行的方法

教程四　技术护理

给药的照护

1. 药物保管原则

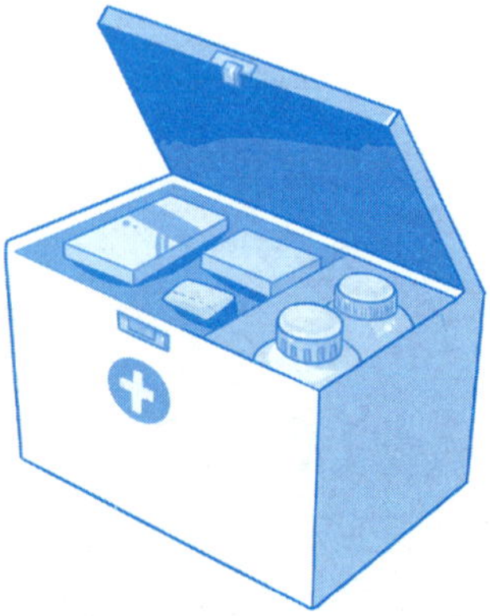

（1）储存的药物数量不可过多，并定期检查所存的药物，防止过期、失效。

（2）仔细阅读药品说明书，按所要求的贮存方法分类保存，内服药与外用药宜严格分开。

（3）对易受潮、易挥发的药物需用玻璃瓶密闭贮存，如复方甘草片、苯妥英钠片、颠茄浸膏、氨茶碱等。易因受热而变质，易燃、易爆、易挥发等药物，需2～15℃低温保存，如胰岛素、金霉素滴眼剂等。对遇光可变质药物需要有色避光瓶内贮存如维生素C、氨茶碱等。

（4）原包装完好的药物，可以原封不动地保存；散装药贴上醒目的标签，标清有效日期、名称、用法、用量及失效期。

（5）药品放在固定位置，便于取用。

2. 老人口服用药要点

（1）严格遵医嘱服药：仔细核对药物名称、剂量、服药时间。如药品过期、变质不可服用。

（2）按时服药，以保障药物达到最佳效力：

① 一日三次：宜安排在早晨7～8点，下午3～4点，晚上10点左右。

② 饭前或空腹：宜在未进食或餐前半小时服药。

③ 饭后：宜在进餐后半小时服药。

④ 服药时间有特殊要求的按照医嘱或说明书上要求服用。

（3）服药剂量准确：

① 剂量与疗效有着密切的关系，不可自行减量或加大用药剂量。

② 如果老人感觉疾病好转或药效不明显时，不得擅自加减药量，由医生确定调整剂量。

③ 如果忘记服药，不可将两次药量一次服下。

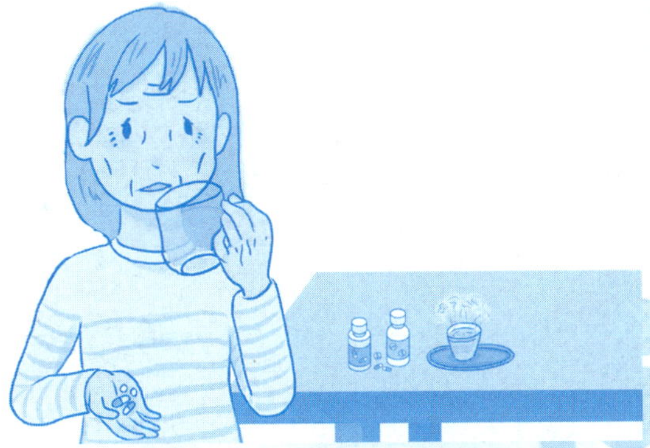

（4）服药姿势正确：

①老人口服药物时宜采取站立位、坐位或半卧位。

②卧床老人服药时，需

抬高床头30°，服药后10～15分钟后再躺平。并需多饮水将药物冲进胃内。

（5）服药后多喝水：

① 服药后多喝水，应不少于100mL。并且不要用茶水、酒类、咖啡送服药物。

② 服用磺胺药、解热药要注意多喝水。服用止咳糖浆类药物后不要喝水。

（6）特殊药服用注意事项：

① 服用铁剂、酸类药物要用吸管，服药后漱口，以免损伤牙齿。

② 服用治疗心脏病的药物，如强心苷类，服药前要测量脉搏。脉搏每分钟少于60次或节律不整（快慢、间隔时间不等）应立即报告医生。

③ 老人吞咽困难时，片剂、丸、散药物可研碎加水调成糊状冲服。

（7）老年人在服药后，护理员要注意观察用后的效果和不良反应。

3. 协助老人口服药物方法

（1）到服药的时间拿出老人需服用的药物，准备好温开水。

（2）与老人共同核对需服用的药名、剂量并检查药物的质量。

（3）帮助老人先饮适量温开水→将药片（丸、水剂等）放入老人口内→帮助老人饮温开水将药咽下（饮水不得少于100mL）。

（4）服药后再次查对所服的药物是否正确，确认无误后整理物品，将物品放回原处，药杯（小勺）洗净。

（5）整理好老人的床铺、床旁桌及药瓶，洗净双手。

◆ 协助老年人口服药物时的注意事项：

（1）协助老人服药前应仔细核对药物的名称、剂量，并仔细检查药物的质量（药物有无变色、发霉、过期等情况），如发现异常不可服用。

（2）服药中要帮助老人饮用足够的温开水，以免药粒停滞在食道处。饮水时的速度不可过快，以防老人发生呛咳。

（3）协助老人服用不同剂型药物时的要点：

①服用药片较大、下咽困难时，可将药片研碎后用水调成糊状后再给老人服用。

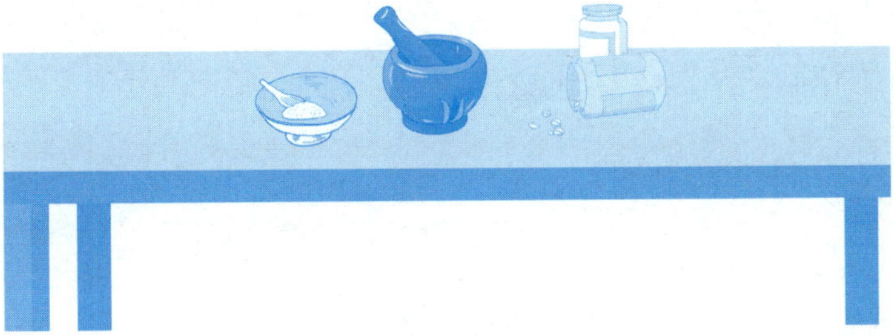

②服用水剂时，应先将药水摇匀，一手将量杯上举使其刻度与视线平行，另一手持药瓶（将标签面贴于掌心），倒药液至所需的刻度。

③服用中成药时，可洗净双手根据老人的具体情况将药丸掰成小丸，方便老人服用。

④服中药冲剂时，应将药粉用温开水冲调后再服用。

（4）为留置鼻饲管老人服用的药物，需将药片研细调制成液状灌入，灌药前、后均灌入适量温开水，以免堵塞鼻饲管。

（5）协助老人服药时，必须看护老人确实将药物服下后方可离开。

（6）老人服药后应注意观察服药的效果及不良反应。

（7）老人对药物有疑问时，应虚心听取，认真核对。

4. 煎煮中药法

（1）在煎药前先用清水将药物浸泡30分钟左右。

（2）用急火（大火）煎煮，当药液煮沸后换成文火（小火）煎煮；煎煮过程中要经常搅拌，煎煮20分钟后将药液滗出。

（3）剩余的药渣再加水用同法煎煮15分钟，再将药液滗出（与第一次滗出的药液放在一起），药液保存备用。

（4）倾倒药渣，清洁并整理用物。

◆煎煮药物注意事项：

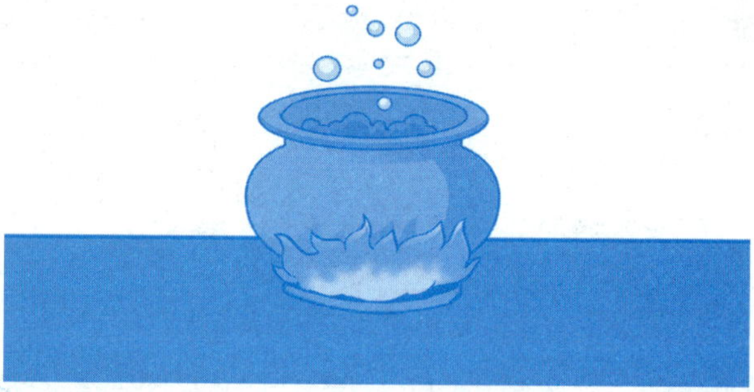

（1）煎煮不同的中药，应按照医生嘱咐方法进行操作。

（2）煎中药应用砂锅、搪瓷锅，不可用铁锅、铝锅。

（3）每次加水量：煎药前先用清水将药物浸泡30分钟左右，再煎煮。

第一煎：加水量应超过药表面3～4 cm为宜。

第二煎：水量酌减，滋补性中药应酌情多加水。

（4）煎药的时间：

第一煎：药煮沸后煎20分钟。

第二煎：药煮沸后煎15分钟，药的品质坚硬者可酌情多煎50分钟。清热、解表、芳香类药的煎药的时间要短些。

（5）煎药火候的掌握：一般中药未煮沸时用急火（大火），煮沸后用文火（小火），煮的过程中需要经常搅拌。

（6）煎药的次数和量：

① 一般中药：每副需煎两次，每次煎约150mL（一茶杯），将两次煎的药量混合在一起共300mL，分成两份，早晚各服一次。

②滋补中药：可煎三次，混合在一起分成两份，早晚各服一次。

③老人服药困难者、重病人药汁可在煎药的过程中适量浓缩，便于服用。

5. 外用药给药方法

（1）膏药使用方法

① 护理员洗净双手并擦干（双手无长指甲或指环）。准备膏药、热毛巾或鲜姜片。

② 使用膏药前先将患处或穴位处的皮肤用热毛巾或鲜姜片擦净。

③ 将膏药在暖气、热水壶或火炉上烤一下（使其变热变软）→揭开折叠的药片贴于患处（普通膏药直接撕下覆膜贴于患处即可）。

④ 为老人整理好衣服→整理用物后洗手。

◆提示：随时注意观察老人的反应，如果发现局部疼痛、瘙痒或有红肿、起泡等现象，要将膏药取下停止使用。

（2）为老人滴眼药法

① 护理员洗净双手（双手无长指甲或指环）。

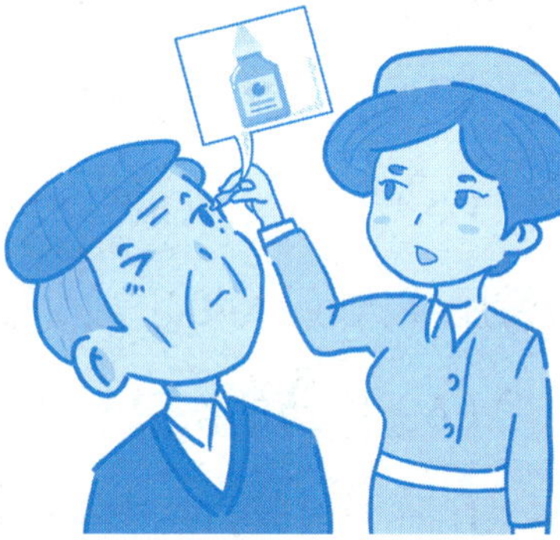

② 准备物品：老人需用的眼药水（眼药膏），检查眼药水（眼药膏）的名称，查看有无变色、浑浊、沉淀、过期等，确认合格方能使用，干棉球（或纸巾）；清洁的点眼玻璃棒、棉球或纸巾（干净毛巾）等。

③ 与老人共同查对眼药水的名称。

④ 协助老人取仰卧位或坐位→头向后仰。

⑤ 一手用拇指、食指将患眼的上下眼睑分开→暴露下结膜囊（下眼皮内）→另一手持眼药瓶将眼药水距离眼球1～2cm滴在下眼睑内2滴。

⑥ 滴药后手指轻轻提捏上眼皮→嘱老人眼球上下左右转动（使药液均匀布满眼内）→让老人闭眼睛3～5分钟→同时用棉球或纸巾按压内眼角。

⑦ 整理用物及眼药后洗手。

◆ 提示：

☆滴眼药时动作要轻稳，防止眼药瓶前端触及老人眼睛引起不适。

☆操作前认真检查眼药有无变色、浑浊、过期。

（3）协助老人滴鼻药方法

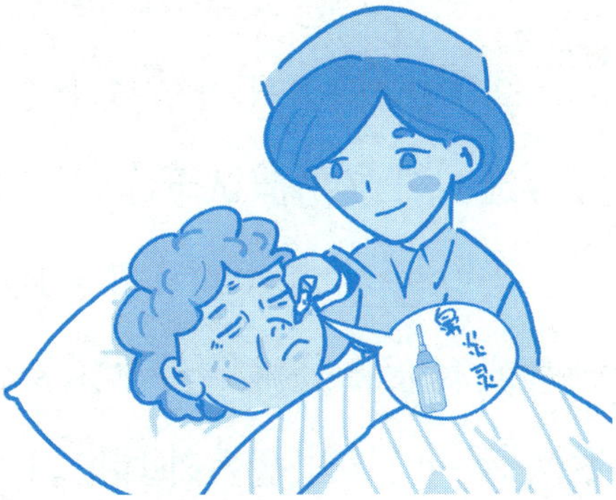

① 护理员洗净双手后检查滴鼻药液名称，有无变色、浑浊、沉淀、过期等（确认合格后方能使用）。

② 与老人共同查对药液的名称及药品质量。

③ 叮嘱老人先轻轻擤出鼻内分泌物→协助老人取坐位头靠椅背上或仰卧位，肩下垫一软枕，头向后仰，使鼻孔向上。

④ 一手扶持老人头部→一手拿滴鼻药液→距离鼻孔1～2 cm，将药液滴入两侧鼻腔各3～5滴→再用手指轻按鼻翼（使药液在鼻腔内扩散到鼻甲部）。

⑤ 保持体位→停留片刻再扶老人坐起→整理用物后洗手。

◆ 提示：

☆滴药后应休息3～5分钟方可起床，以免药液流出或流入咽部。

☆滴药时滴管或药瓶应放于鼻孔上方，不可接触鼻孔以免污染药液。

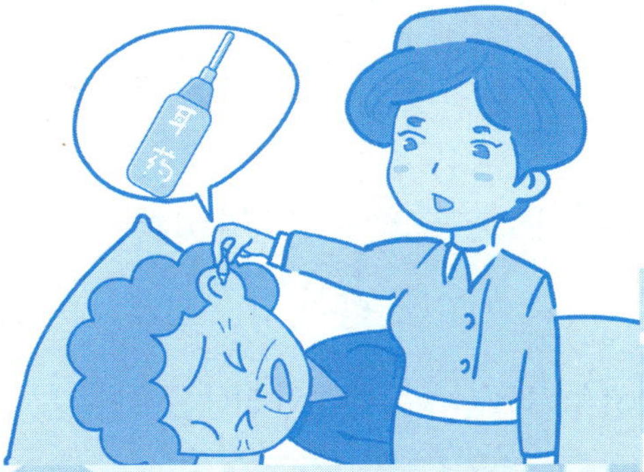

☆操作中动作要轻稳，注意老人体位的安全、舒适，观察老人用药后的反应。

（4）协助老人滴耳药方法

① 护理员洗净双手并擦

干（双手无长指甲或指环）。检查药物名称，有无变色、浑浊、沉淀、过期等，确认合格后再使用。

② 协助老人侧卧位或坐位头偏向健侧→患耳耳孔向上→用棉签将耳道内分泌物擦拭干净。

③ 一手将老人的耳郭向后上方牵拉（使耳道变直）→另一手持滴管或滴瓶将药液顺外耳道壁滴入3～5滴药液→再用手指按压耳屏数次后→用棉球塞入外耳道口。

④ 待老人休息片刻再坐起→用棉球或纸巾为老人擦净面部→协助老人恢复原体位→整理用物、洗净双手。

6. 压疮老人的换药方法

压疮一旦发生其病情进展很快，所以护理员要尽快给予处理使其治愈。首先需彻底排除压疮发生的原因并进行局部换药。

（1）皮肤发红时的处理方法

①皮肤发红属于压疮早期，护理员要做到勤翻身、勤换洗，防止局部再受压。

②此时局部不可按摩，可采用下列方法防止进一步发展。

a. 应用毛巾热敷，每日4～5次，敷后用干毛巾轻轻擦干。

b. 用温热酒、温热红花酒精（红花15g放于50%酒精500mL中浸泡一周备用）涂擦局部。

c. 使用红外线灯（或台灯）局部照射，照射距离20～30cm以促进局部血液循环，同时要保持局部皮肤的清洁。

（2）皮肤紫红色并出现水泡时的处理方法

① 防止水泡破裂发生感染。

② 可用2%碘酊、70%酒精消毒压疮水泡的基底部，用无菌注射器抽出水泡内渗出液体，水泡破裂后小面积伤面上可涂擦2.5%碘酒或75%酒精，晾干后敷上消毒纱布保护创面。同时要保持局部皮肤的清洁，防止继续受压。

（3）局部出现压疮溃疡化脓时的处理方法请专业医生诊治。

7. 老年人输液照护

（1）输液前要排空大小便，以免输液中途排便使针头脱落。

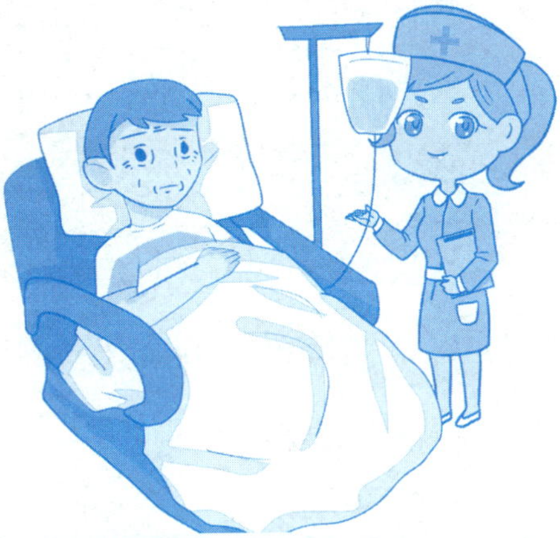

（2）由于心肺功能的下降，老年人输液宜慢不宜快。老年人随着年龄增长，体液总量也逐渐减少，细胞内液常处于半脱水状态，在正常情况下是可以适应机体代谢需要的。但在感染、发热等情况下，这种半脱水状况就难以适应机体代谢的需要，必须给予补液。然而，老年人多有不同程度的动脉硬化，心脏功能也有不同程度的减退，常难以接受大量进入心血管的液体。此时若输液滴速不当，就会使得心脏负荷过重，成为心衰的诱因。尤其是左心衰引起肺淤血严重时，临床上就可能出现突发呼吸困难等一系列症状，如果不能及时发现和正确处理，病人的生命将会受到极大威胁。因此，为老年人输液时，一定要注意输液速度，宜慢不宜快。

（3）防范过敏反应，老年人由于反应能力减退，一旦出现输液过敏反应，如寒战、过敏性休克等，表现常不典型，容易错过早期抢救的时机。如果需在家里输液，第一次或前几次也应在医院里输，待观察确无过敏反应后，方可在家继续输液。当然，陪护人员一定要有较强的责任心。千万要备好肾上腺素、地塞米松、阿拉明等急救药品，以作随时抢救之用。

（4）在输液过程中，谨防穿刺漏洞。经常观察穿刺部位情况，如感觉穿刺部位肿胀、疼痛等，可能是局部有药液渗出或针头滑脱，应及时报告护理人员。老年人血管弹性差，表现为硬、脆、滑，这样就增加了静脉穿刺的难度。体质瘦弱的老人皮肤松弛，针头不易固定；慢性病和体质差的老人血管脆性通透性强，容易漏针，使药物渗入皮下组织。而老年人对疼痛、肿胀又不敏感，如发现得不及时，严重者可导致局部皮肤、组织坏死。

（5）若输液过程中出现发冷、寒战，可能是输液反应，应及时关闭调速器并报告护理人员。

（6）有的老年人输液时因为药液过凉，喜欢用装热水的瓶子放在输液管上加热，其实这样并不好，热的作用会使药物的性状发生改变，影响疗效，可以在输液的肢体上放温热的瓶子或热毛巾，能减轻不适。输液完毕切勿立即起身，要躺一会儿再起床，防止体位改变过快引起体位性低血压。拔针后用中等力度按压针眼10分钟，一个小时内不要甩动手臂，以防止血流压力的突变，再次冲开刚愈合的针眼而导致皮下淤血。

（7）不宜空腹输液，饥饿状态本身有时就会诱发或加重药物的不良反应。空腹时药物进入血液循环后到达胃肠道毛细血管，刺激胃肠黏膜，引起胃液分泌过多。此时若空腹，无食物中和，容易发生呕吐等胃肠反应，所以老人不宜空腹输液。由于以上原因，家中老人输液应慎重。如病情确须输液，一定要在医生的指导下用药，在正规医院的门诊和住院部接受输液。

8. 老年人吸氧照护

老年人由于肺部功能下降或疾病的原因，极易发生缺氧。缺氧是指机体组织的氧气供应不足或用氧障碍，而导致组织的代谢、功能和形态机构发生异常变化的病理过程。老年人缺氧会导致各脏器功能的降低，脑、心脏等生命重要器官缺

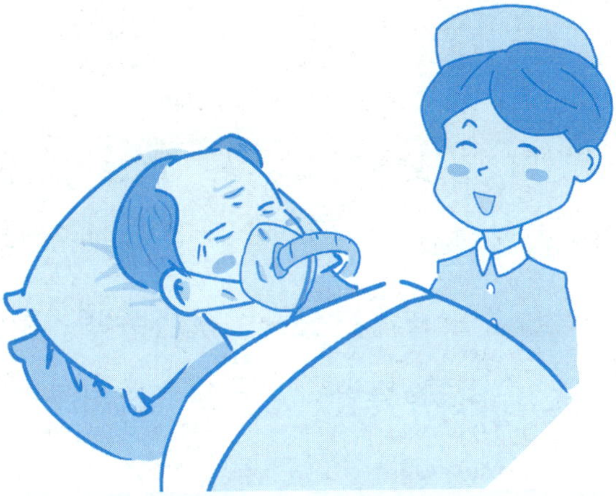

氧，甚至会导致机体死亡。缺氧主要导致的危害：可加重降低老年人机体代谢率；长期缺氧可引起肺心病；可加重高血压，甚至引起心律失常、心力衰竭；还可引起精神或神经症状，如睡眠障碍、行为异常、个性改变等。

吸氧即吸入氧气，是临床常用的治疗方法。氧疗主要是缓解缺氧的一种方法。适量吸氧用于纠正缺氧，提高动脉血氧分压和氧饱

和度的水平，促进代谢，是辅助治疗多种疾病的重要方法之一。

（1）选择合适的吸氧方式

☆鼻导管给氧：插入较深，不易滑出，适合神志不清或昏迷病人。

☆导气管给氧：适用于失去知觉者。

☆鼻塞法：适用于需较长时间给氧者，如心肌梗死、休克等。

☆面罩给氧：适合于过度通气而引起的低氧血症患者的给氧治疗。

☆环甲膜穿刺给氧：只能作为提供有效通气的暂时措施。

☆食道封闭导管：只宜作为对昏迷无自发呼吸者在不能作气管内插管时的一种暂时手段。

☆气管内插管：昏迷无自发呼吸者。

☆气管切开置管：为较理想的人工气道。

（2）吸氧前的准备工作

用品：氧气装置一套、鼻导管、棉签、胶布、或用氧气面罩、扳钳、污物杯、方盘、生理盐水、手电筒、笔。

☆先检查流量表开关是否关紧。打开总开关，再慢慢打开流量表开关，连接鼻导管，观察氧气流出是否通畅，然后关闭流量表开关。

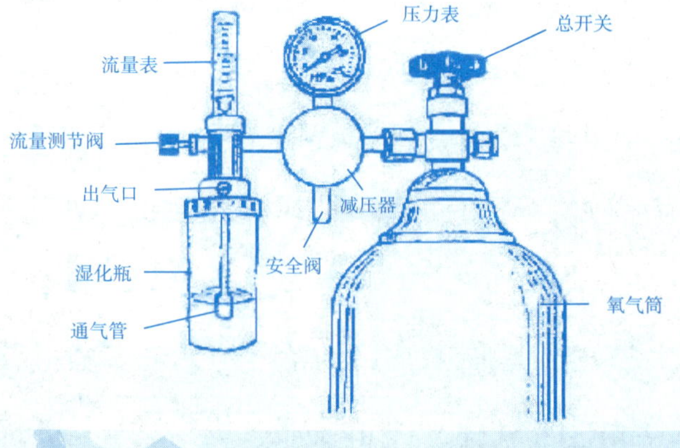

☆将氧气筒推至床旁，使流量表开关向着便于操作的方向。

☆向老人解释，以便取得合作。

（3）常用的吸氧方法

① 鼻导管法

a. 用湿棉签清洁鼻腔。

b. 打开流量表先调节氧流量，后连接鼻导管，将鼻导管用水湿润后，自一侧鼻孔轻轻插入至鼻咽部，长度约为鼻尖至耳垂的2/3。

c. 用胶布将鼻导管固定于鼻翼或鼻背及面颊部。

d. 调节流量。缺氧伴有严重二氧化碳潴留者，1 ~ 2 L/min，无二氧化碳潴留患者，2 ~ 4L/min；心脏病、肺水肿患者，可用4 ~ 6L/min。（一般成人氧流量2 ~ 4L/min，严重缺氧者4 ~ 6L/min，小儿1 ~ 2L/min）观察吸氧情况并记录吸氧时间。

e. 停用氧气时，先分离鼻导管和玻璃接头，后关流量表小开关，取下鼻导管置于弯盘内，清洁面部并去除胶布痕迹，关闭总开关，重开小开关，放余氧关小开关，记录停氧时间。

f. 此法节省氧气，但可刺激鼻腔黏膜，长时间应用，病人感觉不适。

② 口罩法

以漏斗代替鼻导管，多用于婴幼儿。将漏斗罩于患儿口鼻处，距离皮肤约1 ~ 3cm。也可用绷带适当固定，以防移动。一般流量4 ~ 5L/min。

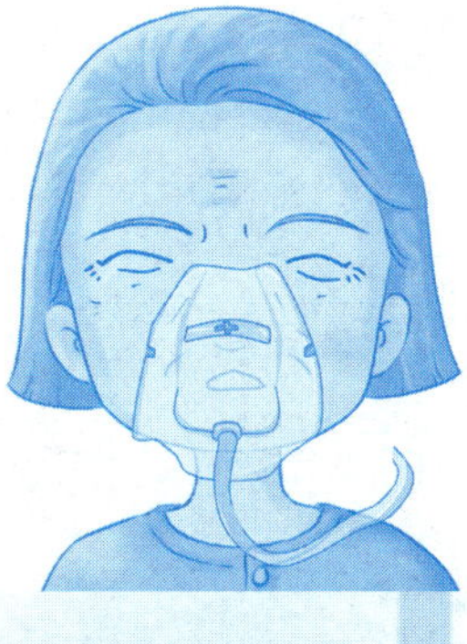

③面罩法

a. 检查面罩各部功能是否良好。

b. 放上面罩，使与患者面部密合，以橡皮带固定。

c. 调节流量：一般3～4L/min，严重缺氧者7～8L/min。

d. 本法适用于无二氧化碳潴留的患者。

④ 鼻塞法

a. 适用于较长时间用氧者，无导管刺激黏膜缺点，患者舒适，使用方便。

b. 试净鼻腔，将鼻塞塞入一只鼻孔，鼻塞大小以恰能塞严鼻孔为宜，勿深塞入鼻腔。

c. 调节流量同鼻导管法。

（4）吸氧的注意事项：

☆缺氧和二氧化碳潴留并存者如慢性阻塞性肺病等慢性呼吸衰竭患者，应以低流量、低浓度持续给氧为宜。慢性缺氧病人长期二氧化碳分压高，其呼吸主要靠缺氧刺激颈动脉体和主动脉弓化学感受器，沿神经上传至呼吸中枢，反射性地引起呼吸。若高流量、高浓度给氧，则缺氧反射性刺激呼吸的作用消失，导致呼吸抑制，二氧化碳潴留更严重，可发生二氧化碳麻醉，甚至呼吸停止。故掌握吸氧浓度至关重要。慢性阻塞性肺疾病（COPD）（慢性气管炎、肺气肿）在呼吸衰竭时，应该低浓度吸氧。（<35%）吸氧应该用医用氧气，不可使用工业氧气。鼻塞和鼻导管吸氧时，高流量吸氧对局部鼻黏膜有刺激，氧流量不能大于7L/min。吸氧浓度与氧流量的关系：吸入氧浓度（%）=21+4×氧流量（L/min）。

☆长时间吸高浓度氧可产生氧的毒性作用，影响到肺、中枢神经系统、红细胞生成系统、内分泌系统及视网膜，其中最重要的是氧对呼吸器官的副作用。一般情况下连续吸纯氧6小时后，即可出现恶心、烦躁不安、面色苍白、咳嗽、胸痛；吸氧24小时后，肺活量可减少；吸纯氧1～4天后可发生进行呼吸困难。氧中毒的程度主要取决于吸入气的氧分压及吸入时间。

☆目前认为吸入60%～70%的氧在101.325kPa下可安全使用24小时；40%～50%的氧则能继续使用24小时；如吸氧浓度大于40%，2～3天后氧中毒的可能性大为增加。所以对需要氧疗的患者应有的放矢，不能因低氧血症而盲目提高氧浓度（如有肺内右向左分流的存在，提高吸氧浓度无效）。

☆氧气流须经过湿化瓶，以减轻对呼吸道黏膜的刺激。长期氧疗，给氧流量应控制在2～4L/min，每天吸氧不得超过1小时，以防产生氧自由基危害健康。鼻导管使用前应先检查是否通畅，每天更换两次，煮沸消毒10分钟备用，最好使用一次性吸氧管。

☆切实做到防火、防油、防热、防震。氧气筒存放在阴凉处，周围严禁烟火或放置易燃物品，禁止在氧气筒的螺旋处涂油。

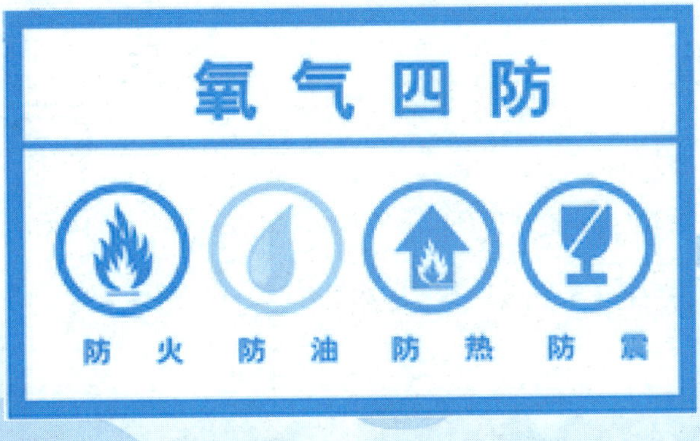

☆治疗过程中，经常观察患者缺氧情况有无改善，氧气装置有无漏气，流量表指示与流量是否正确。调节流量时，应充分离导管或移动面罩后进行，以防高压氧冲入呼吸道损伤黏膜。

☆持续用氧者，应经常检查鼻导管是否通畅，每 8～12小时更换鼻导管一次，并更换鼻孔插入，以减少对鼻黏膜的刺激与压迫。

☆筒内氧气切勿用尽，至少保留493.3kPa（5kg/cm^2）压力，以防外界空气及杂质进入筒内，于再充气时引起爆炸。

☆氧气筒要有标志，注明“满”或“空”字，以便于使用时鉴别。交接班时，应检查氧气装置是否有缺损、漏气、氧气量是否够用，如有缺损、漏气应及时补充及修理，以免影响急救和治疗。

生命体征监测

1. 体温监测

（1）准备工作

体温计、纱布、记录本、笔。

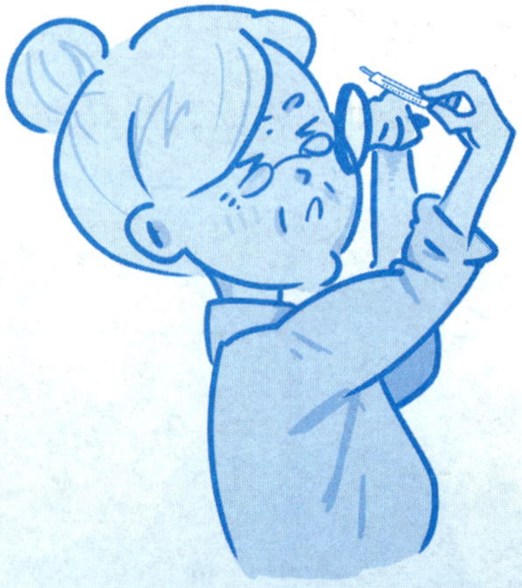

（2）操作

①测量前

将已消毒的体温计用纱布擦干，使水银柱在35℃以下，并向老人解释。

②测量中

a. 口腔测温法

叮嘱老人张口，将口表水银端斜放于舌下，叮嘱老人闭口并用鼻呼吸，切勿用牙咬体温计，3分钟后取出体温计并用纱布擦净，看清度数并记录。

b. 腋下测温法

为老人擦干腋下汗液，将体温计水银端放于腋窝深处，紧贴皮肤并叮嘱老人屈臂过胸，夹紧体温计，10分钟后取出并看明度数且记录。

c. 直肠测温法

老人松解裤带，露出臀部，润滑肛表，把体温计轻轻插入肛门3～4cm，3分钟后取出并擦净肛表，看明度数后记录。

（3）注意事项

☆为老人测体温前后应清点体温计的数量，并检查有无破损，甩表时不可触及其他物品，以防撞碎体温计。

☆测温时护理员应在旁守护，并用手扶托，以防体温计失落或折断。

☆对于老人精神异常、昏迷、口腔疾患、行口鼻手术的老人不宜测量口温，进食或面颊部进行冷、热敷的老人，应在30分钟后测量口温。

☆直肠测温主要是用于昏迷与不合作的老人。

☆若老人不慎咬破体温计并吞下水银时，应叮嘱老人立即口服大量蛋白水或牛奶，促使蛋白质和汞结合，延缓汞的吸收，最后排出体外。

☆切忌把体温计放在热水中清洗或放在开水中煮，这样会引起爆破。

（4）对高热老人的观察及护理

☆卧床休息。高热时，代谢增快，进食少，消耗大，体质虚弱，故应卧床休息，减少活动。

☆保暖。发热早期，病人常伴畏寒，皮肤苍白，应调节室温，注意保暖，必要时给热饮料。

☆心理护理。病人高热时易产生焦虑和恐惧心理，应体贴、安慰病人，及时有效地解除躯体痛苦，以消除其不安心理。

☆降温。较好的降温措施是物理降温。体温超过39℃，可用冰袋冷敷头部，体温超过39.5℃时，可用酒精擦浴、温水擦浴或做大动脉冷敷。物理降温半小时后观测体温，并做好记录及交班。

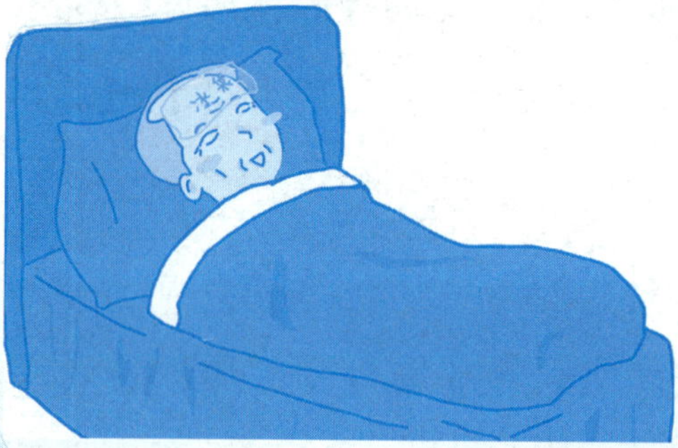

☆密切观察。高热病人应每隔4小时测量体温一次，注意观察病人的面色、脉搏、呼吸、血压及出汗等体征。如有异常应及时报告医生。体温恢复正常三天后，可递减为每日测两次体温。

☆营养和水分的补充。给病人营养丰富易消化的流质或半流质饮食，鼓励少量多餐，多饮水。对不能进食者，遵医嘱予以静脉输液或鼻饲，以补充水分、电解质和营养物质。

☆口腔护理。高热病人唾液分泌减少，口腔黏膜干燥，当机体抵抗力下降时，极易引起口腔炎、舌炎和黏膜溃疡，应在晨起、睡前的饭后协助病人漱口或用棉球揩擦，防止口腔感染，口唇干裂者应涂油保护。

☆保持清洁。在退热过程中病人大量出汗，应及时擦干汗液，更换衣服及床单、被套，以防着凉。

（5）对体温过低老人的观察及护理

体温在35.5℃以下称体温过低，常为婴儿和循环衰竭的危重病人。前者由于体温调节中枢尚未发育成熟，对外界温度变化不能自行调节；后者则因末梢循环不良，特别是在低温环境中，如保暖措施不当，极易导致体温不升。

若发现上述情况，除及时报告医生外，应设法提高室温（24～26℃为宜），采取相应的保暖措施，如加盖被、足部放热水袋等，对老人及昏迷患者，应注意防烫伤，同时密切观察生命体征的变化。

2. 脉搏监测

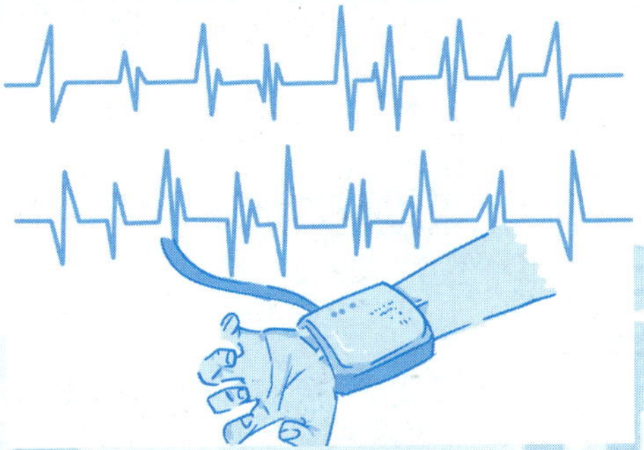

心脏每收缩、舒张一次，在外周动脉上便出现一次搏动，即为脉搏。心脏收缩时，动脉内压

力增加，管壁扩张；心脏舒张时动脉内压力下降，管壁回缩。大动脉这种有节律的舒缩，向外周血管传布，就产生了脉搏。

（1）正常脉搏

☆脉率：即搏动频率。正常情况下脉搏和心率是一致的，脉搏反映心率的次数。健康成人脉率为每分钟60～90次。

☆脉律：即搏动的节律。正常脉律每次间隔时间相等，脉律反映心搏节律及心脏功能。

☆脉搏强弱：取决于脉压大小及动脉充盈度。

☆动脉壁性质：即动脉紧张度，正常动脉血管直而光滑，柔韧富有弹性。

（2）测脉搏常用部位

桡动脉、肱动脉、股动脉及足背动脉等。

（3）测脉搏方法

用食指、中指、无名指触摸位于手腕外侧的桡动脉，轻放在动脉搏动最强的位置上，数脉搏1分钟。判断脉搏有无强弱不等、脉律是否齐（即节律是否规则）、频率快慢等。

（4）测量脉搏的注意事项

☆诊脉前应使老人安静，如有剧烈活动，应先休息20分钟后再测量。

☆不可用拇指诊脉，因拇指小动脉搏动较强，易与患者的脉搏相混淆。

☆对心脏病患者应测脉搏1min，对有脉搏短绌的患者，应由两人同时分别测量脉搏与心率1分钟，以分数方式记录，即心率或脉率/min。

☆除桡动脉以外，可测量颞动脉、肱动脉、颈动脉、股动脉、腘动脉、足背动脉等。

☆为偏瘫患者测量脉搏，应选择健侧肢体。

（5）影响脉搏的因素

脉律是脉搏的节律，正常的脉律规则。各种心律失常均可影响脉律。

在精神紧张、情绪激动、发热、运动后、入浴后等情况下，脉搏会加快。另外，一些疾病（如心脏病等）也可使脉搏发生变化、

（6）异常脉搏的观察和护理

①异常脉搏类型：

a. 频率异常：包括速脉和缓脉。速脉每分钟心率在100次以上。多见于运动后、发热、甲亢、疼痛、低血压时。缓脉每分钟心率在60次以下，多见于房室传导阻滞及颅内压增高病人。

b. 节律异常：脉搏搏动不规则，间隔时间长短不匀，称不整脉或心律失常。有以下几种类型：间歇脉、脉搏短绌。脉搏短绌：即在单位时间内脉率少于心率，且细数不规则。

c. 强弱改变：包括洪脉、丝脉。

②护理：测量脉搏前应使病人安静休息15分钟后再测量。老年病人每日测体温时，常规测脉搏。发现脉率与节律异常时，应重复测量，力求准确；脉搏细弱不易计数时应听心率。对短绌脉病人需

两人同时测量，一人听心率，一人测脉搏。服用洋地黄类药物的老年病人，用药前必须先测量脉搏，脉率低于60次每分钟，应及时与医生联系。

3. 呼吸监测

呼吸是人体内外环境之间的气体交换，主要是吸入氧气，呼出二氧化碳的过程。

（1）正常呼吸

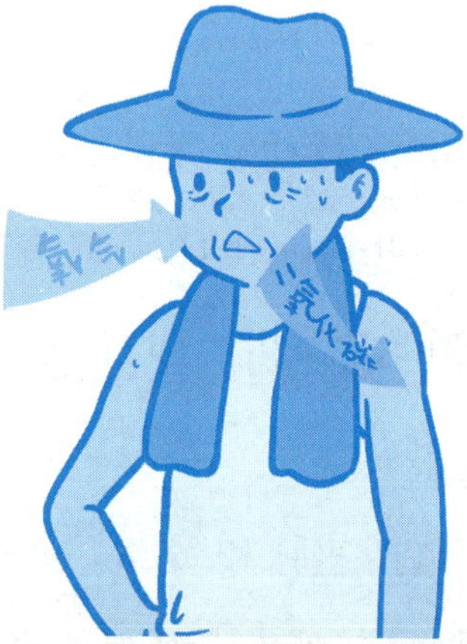

健康成人在安静状态下每分钟呼吸16～20次，深度均匀。

（2）呼吸的生理变化

呼吸的频率及深浅可随年龄、活动、情绪、意志等因素影响而改变。活动后快于休息、睡眠时，情绪激动时可明显增快。此外，意志对呼吸有一定的控制。

（3）呼吸测量的注意事项

☆呼吸的速率会受到意识的影响，测量时不必告诉老人。

☆如老人有紧张、剧烈运动、哭闹，需稳定后测量。

☆呼吸不规律的老人应当测量1分钟。

（4）异常呼吸的观察和护理

①异常呼吸的类型：

a. 频率异常。包括增快和徐缓两种：一种是呼吸增快：每分钟呼吸超过24次，常见于高热、缺氧等症病人。另一种是呼吸徐缓：每分钟呼吸低于12次。常见于颅脑疾患所致颅压升高或药物抑制呼吸中枢及糖尿病昏迷等病人。

b. 节律异常。包括以下两种：一种是潮式呼吸，是病人病危时的严重症状，表明呼吸衰竭，濒临死亡。另一种是间断呼吸：表现为呼吸和呼吸暂停交替出现。

c. 呼吸深浅度的改变。深度呼吸，呼吸深大而有规律，多见于代谢性酸中毒；表浅呼吸，呼吸幅度小且不规则，有时呈叹息样，多见于濒死病人。

d. 呼吸气息异常。包括蝉鸣样呼吸、鼾声样呼吸。

e. 呼吸困难。指呼吸频率、节律、深浅度均发生改变，致使气体交换不足，机体缺氧。病人表现为胸闷、呼吸费力不能平卧、烦躁、口唇指（趾）甲紫绀、鼻翼扇动等。

② 异常呼吸病人的护理：

a. 保持室内空气新鲜，病室内禁止吸烟。

b. 调节体位，可抬高床头，以利于胸部扩张。

c. 保持呼吸道通畅，有分泌物时应及时清除。

d. 精神安慰，如守候在病人身旁以增加病人心理上的安全感。

e. 呼吸护理技术的运用，给氧及气管切开后呼吸器的应用。

4. 血压监测

血压是指血液在血管内流动时对血管壁的侧压力。

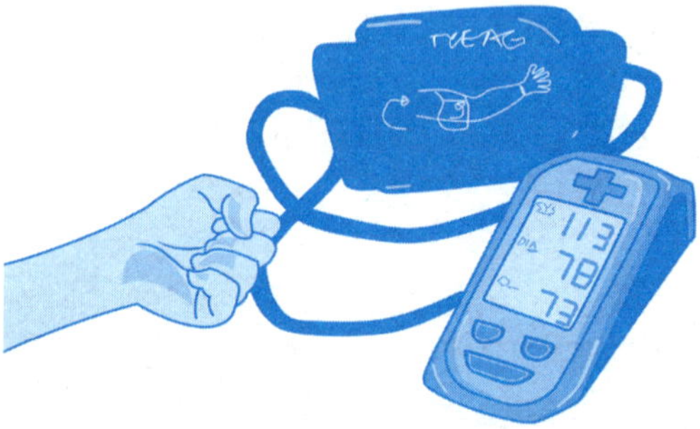

（1）正常血压

正常成年人收缩压为12～18.6kPa（90～140mmHg），舒张压为8～12kPa（60～90mmHg）。40岁以后每增长10岁，收缩压提高1kPa，而舒张压无年龄界限。收缩压和舒张压之差称脉压差。一般为4～5.3kPa（30～40mmHg）。

（2）血压的生理变化

☆年龄和性别：中年以前女性比那男性偏低1kPa左右，中年后差别较小。老年人血压高于年轻人。

☆昼夜和睡眠：清晨因睡眠时基础代谢低，血压略有下降；傍晚或劳累后血压稍有升高。

☆环境的影响：在寒冷环境中血压可上升；在高温环境中血压可降低。

☆体位的影响：收缩压在卧位时比站立时高，而舒张压卧位时比站立时低。

☆不同测量部位的影响：一般右上肢血压高于左上肢，下肢血压高于上肢。

☆饮食：饮食中盐的摄入量对血压有很大影响，食盐过多易发生高血压。此外，进食后血压可略升高。

（3）测量血压的注意事项

☆保持测量者视线与血压计刻度平行。

☆长期观察血压的患者，做到“四定”即定时间、定部位、定体位、定血压计。

☆按照要求选择合适袖带。

☆若衣袖过紧或太多时，应当脱掉衣服，以免影响测量结果。

☆充气不可过猛、过高，防止水银外溢；放气不可过快、过慢，以免读值误差。

☆当动脉搏动音听不清或异常时，应分析排除外界因素，需重复测量时，应将袖带内气体驱尽，汞柱降至零点，稍等片刻再测量。

☆偏瘫患者测量健肢。

（4）异常血压的观察及护理

①异常血压：

a. 高血压：收缩压在22kPa以上或舒张压在13kPa以上。

b. 临界高血压：血压值介于正常及高血压之间。收缩压波动在20kPa或舒张压在12.3～13kPa，即使尚未发现心、脑、肾器官损伤，也属于临界高血压。

c. 低血压：血压值低于10.7～6.67kPa（80～50mmHg）为低血压。

d. 脉压差异常：脉压增大＞5.3kPa（40mmHg），常见于主动脉关闭不全、主动脉硬化等疾病。脉压差＜3.3～4kPa（25～30mmHg），常见于心包炎、心包积液、早期休克等疾病。

②血压异常病人的护理：

a. 发现血压异常时，应首先排除外界因素干扰（如血压计问题），进行复测或请他人检测。

b. 安慰病人，结合病情给予合理的解释。

c. 立即卧床休息，通知主管医生并做好应急处理准备。

老年常见病的照护

1. 常见的老年性疾病

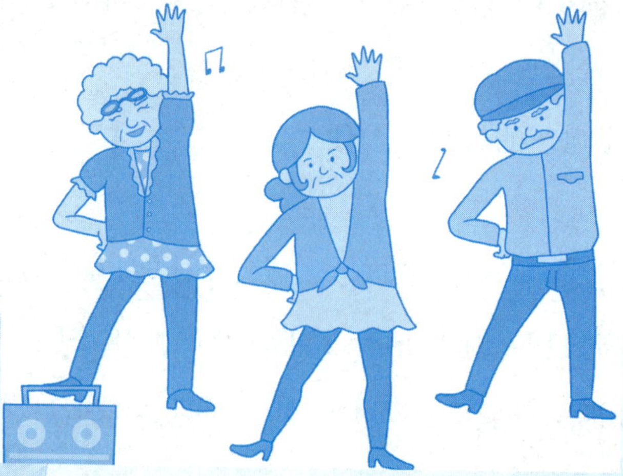

高血压、冠心病、癌症、脑血管疾病、慢性支气管炎等。

2. 老年人患病的特点

（1）多病共存。

（2）发病缓慢。

（3）临床表现不典型。

（4）发病诱因与年轻人有时不同。

（5）易发生并发症或脏器功能衰竭。

（6）药物治疗易出现副作用。

3. 心绞痛患者的护理

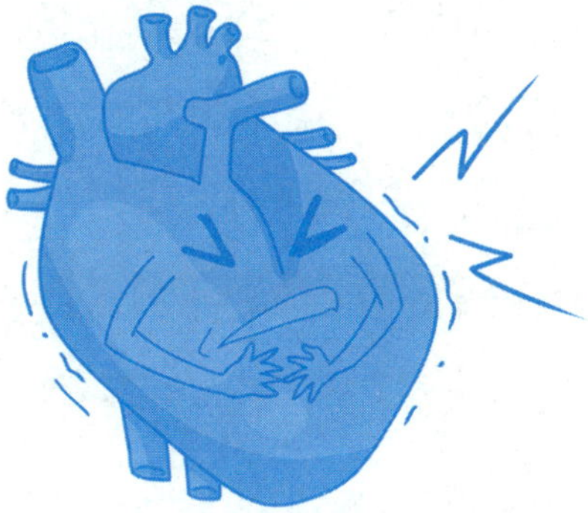

心绞痛由冠状动脉粥样硬化引起的管腔狭窄或闭塞，导致局部心肌灌注不足。可逆性心肌缺血为心绞痛，持久而严重的心肌缺血发展为心肌坏死，则为心肌梗死。

（1）症状典型心绞痛的特征

☆疼痛部位：位于胸骨中段或上段之后，其次为心前区，可放射至颈、咽部、左肩与左臂内侧。

☆性质：发作的胸痛，常呈压榨、紧闷、窒息感，常迫使患者停止原有动作。

☆持续时间1～5分钟 内，很少超过15分钟。

☆诱发因素：疼痛多发生于体力劳动、情绪激动、饱餐、受寒等情况。

☆缓解方式：或含服硝酸甘油后几分钟内缓解。

☆体征：发作时老年人面色苍白、出冷汗、气短或有濒死恐惧感，有时可出现血压波动或心律、心率的改变。

（2）老年性心绞痛的特殊信号

☆头痛：头部一侧或双侧跳痛，且伴有头晕感，往往在劳动时发生，休息了3～5分钟后则缓解。

☆牙痛：牙床的一侧或两侧疼痛，以左侧为多，又查不出具体的病牙，且与酸、冷刺激无关，用止痛药亦无效。

☆肩痛：有的心绞痛患者表现为左肩及左上臂内侧阵发性酸痛。

☆颈部疼痛：表现为颈部的一侧或双侧跳痛或窜痛，多伴有精神紧张、心情烦躁。

☆咽喉疼痛：可表现为咽部或喉头部疼痛，可沿食管、气管向下放射，伴有窒息感，且咽喉无红肿，上消化道钡餐检查无异常。

☆腿痛：心绞痛的腿部放射痛并不少见，此类病人的另一个特点是：只放射到腿的前部，有时达到内侧的四个足趾，但不放射到腿的后部。

☆耳痛：少数患者可表现为单侧耳痛，多伴有胸闷、心悸、血压增高。

☆面颊部疼痛：少数心绞痛患者表现为面颊部疼痛，且有心前区不适。

☆上腹部疼痛：可出现有上腹部或剑突下及右上腹部疼痛。

（3）心绞痛发作时的护理要点

☆迅速帮助老年人平卧，上床安静休息。

☆不能随便搬动病人。

☆立即给予舌下硝酸甘油1片含服或消心痛10mg。

☆观察病人的呼吸和脉搏。

☆超过30分钟不缓解，呼叫120。

☆如虽能缓解，但仍然反复发作，尽早就医。

（4）日常预防疗养方法

☆起床宜缓不宜急。

☆洗漱宜用温水。

☆保持大便通畅。

☆保持室内环境安静、空气清新。

☆注意饮食。

☆血压正常或偏高时睡觉可垫高腿部。

☆遵守作息时间。

☆适当锻炼，时间不宜过长。

4. 心肌梗死患者的护理

心肌梗死是指在冠状动脉病变的基础上，冠状动脉的血流中断，使相应的心肌出现严重而持久的急性缺血，最终导致心肌缺血性坏死。

（1）病因

多数是冠状动脉粥样硬化、斑块或在此基础上形成血栓，造成血管管腔堵塞。

（2）临床表现

突然严重的心绞痛发作或原有心绞痛程度加重，发作频繁，时间延长或含服硝酸甘油无效并伴有胃肠道症状。

（3）护理

① 心理护理

老年人要保持舒畅愉快的心情，消除各种紧张恐惧的心理，注意控制情绪，不要激动。并避免过度劳累、受凉感冒等，以防诱发心绞痛和心肌梗死。

② 急性期绝对卧床休息

发病急性期应完全卧床休息3～7天，老年人的日常生活由养老护理员帮助解决，要避免老年人不必要的翻动，并限制探视，防止情绪波动。休养环境应安静、舒适、整洁，室温合适。

从第二周开始，鼓励非低血压者在床上做四肢活动，防止下肢血栓形成。两周后可扶老年人坐起，病情稳定者可逐步离床，在室内缓步走动，对有并发症者应适当延长卧床时间。

③避免肢体血栓形成及便秘

对于卧床时间较长的老年人应定期做肢体被动活动，避免肢体血栓形成。由于卧床及环境、排便方式的改变，容易引起老年人便秘。

提醒老年人排便时忌用力过度，以防用力排便增加心脏负荷、加重心肌缺氧而危及生命。要保持大便通畅，便秘时给予开塞露或轻缓泻剂帮助通便，便前口含硝酸甘油片或消心痛等。

④饮食宜清淡

要吃易消化、产气少、含适量维生素的食物，如青菜、水果、豆制品等。每天保持必需的热量和营养，少食多餐，避免因过饱而加重心脏负担，忌烟、酒，少吃含胆固醇高的食物，如动物内脏、肥肉、巧克力等，心功能不全和高血压者应限制钠盐的摄入，同时记录出入液量。

⑤紧急处理

a. 安静平卧或坐着休息，不要再走动，更不要慌忙搬动老年人，立即含服硝酸甘油。

b. 如果含服硝酸甘油不见效而疼痛未减轻时，应观察老年人脉搏是否规律，若有出冷汗、面色苍白和烦躁不安加重的情况，应安慰老年人，使之镇静，去枕平卧，测量血压。

c. 及时报告医生和护士，如老年人发生心脏突然停跳，马上进行胸外心脏按压及人工呼吸。

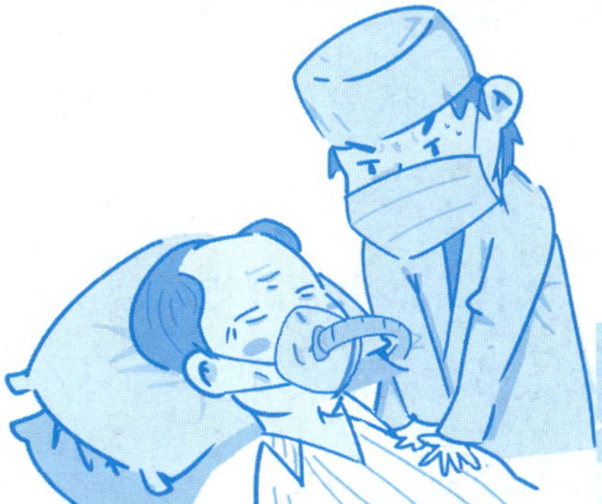

⑥警惕不典型的发病表现

有时心绞痛或心肌梗死的症状很不典型，有的老年人出现反射性牙痛，也有的先发生胃痛。遇到这种情况，养老护理员必须提高警惕。凡有冠心病病史的老年人，均不可忽视，尽早就医诊治。在病情平稳恢复期要防止老年人过度兴奋，保持稳定的情绪和适量的体力活动，防止病情反复。

⑦对症护理

a. 疼痛：老年人绝对卧床休息，注意保暖，并遵医嘱给予老年人解除疼痛的药物，如硝酸异山梨酯，严重者可选用吗啡等。

b. 心源性休克：应将老年人头部及下肢分别抬高30～40cm，给予高流量吸氧，密切观察生命体征、神志、尿量，必要时留置导尿管观察每小时尿量，保证静脉输液通畅。做好老年人的皮肤和口腔护理，按时翻身，做好24小时监测记录

（4）健康指导

☆积极治疗高血压、糖尿病等疾病。

☆合理调整饮食，适当控制进食量，禁忌刺激性食物及烟、酒，少吃胆固醇含量较高的食物。

☆避免各种诱发因素，如紧张、劳累、情绪激动、便秘、感染等。

☆劳逸结合，当病程进入康复期后可适当进行康复锻炼，锻炼过程中应注意观察有否胸痛、心悸、呼吸困难、脉搏加快、甚至心律、血压及心电图的改变，一旦出现应停止活动，并及时就诊。

☆遵医嘱按时服药，随身常备硝酸甘油等扩张冠状动脉的药物。

5. 糖尿病患者的护理

糖尿病是一组由遗传和环境因素相互作用而引起的临床综合征。因胰岛素分泌绝对不足或相对不足，导致血糖升高，出现尿糖继而引起脂肪、蛋白质、水及电解质等代谢异常。

（1）糖尿病的主要表现

三多一少。即多尿、多饮、多食和体重减轻。

（2）糖尿病的病变

☆血管病变

引起微血管病变导致肾小球硬化、肾功能不全。视网膜血管病变视力模糊、失明。动脉粥样硬化，引发高血压、冠心病、脑血栓等。

☆神经病变

引起四肢疼痛、麻木、感觉异常等。

（3）护理措施

①情绪稳定

保持良好的情绪，积极配合治疗。

②适当限制每日总热量和碳水化合物的进食量

a. 坚持每日定时定量进餐、戒烟酒；限制糖、水果、蜂蜜、巧克力、果汁等甜食的摄入量，少吃含碳水化合物高的食物，如土豆、白薯、藕粉等。

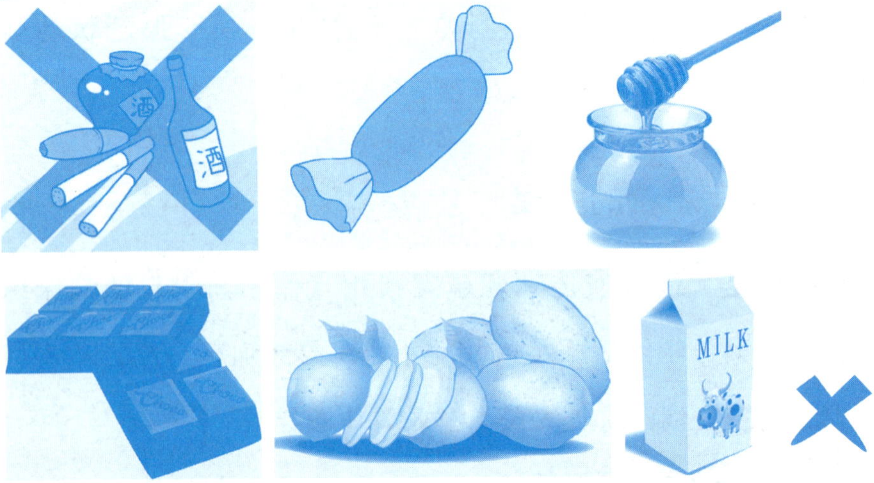

b. 少吃胆固醇含量高的动物内脏及含脂牛奶、蛋黄等；脂肪以植物油为主，限制动物脂肪的摄入。

c. 提倡食用纤维素多的食物，食物中多添加粗粮、杂粮、豆类和蔬菜，如青菜、黄瓜、冬瓜等；食盐用量每日不超过 6g。

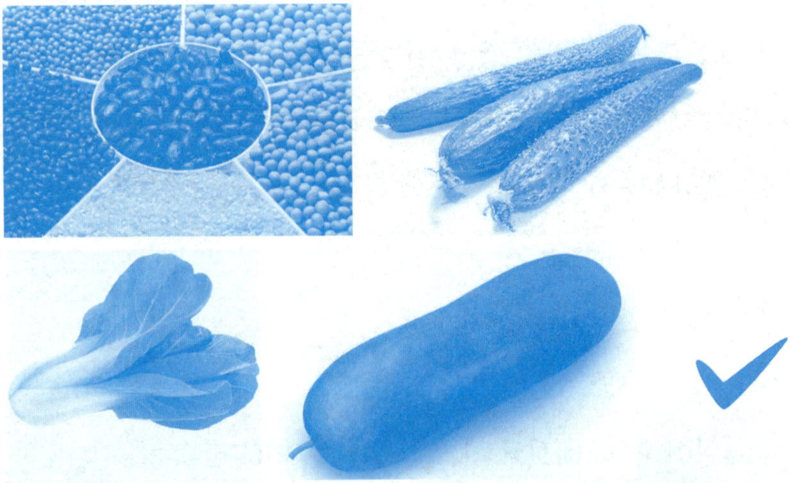

③ 运动

运动能促进糖代谢，鼓励老年人每天适量运动，如广播操、太极拳、慢跑、打球、散步等。

④ 预防感染

糖尿病老年人抵抗力低，容易并发各种感染，注意个人卫生，保持全身和局部清洁；注意保护足部，鞋袜不宜过紧，每日用温水洗脚，趾甲不要修剪过短。

⑤ 保持大便通畅，以防用力排便加重眼部的病变。

⑥ 严格遵医嘱按时服用降糖药，定期复查和化验；随身携带糖果以备低血糖时使用。

⑦ 注意低血糖反应

a. 表现：强烈饥饿感、心慌、手抖、出汗、头晕和无力，严重者如不及时处理很快发生昏迷甚至死亡。

b. 处理：一旦发现老年人出现低血糖反应，应立即口服糖水或进食含糖量高的食物。

⑧正确使用胰岛素：胰岛素应存放在冰箱内（5℃），避免受热、光照和冰冻。在注射前1小时从冰箱内取出，每次餐前30分钟注射，每次注射应更换部位，注射后局部热敷。

6. 高血压患者的护理

原发性高血压是指原因不明，以动脉收缩压和舒张压增高为特征，常伴有心、脑、肾等器官病理性改变的全身性疾病。收缩压大于（等于）140mmHg和（或）舒张压大于（等于） 90 mmHg者为高血压。

（1）致病因素

☆家族史。

☆生活习惯及饮食。

摄入过多钠盐、大量饮酒、肥胖。

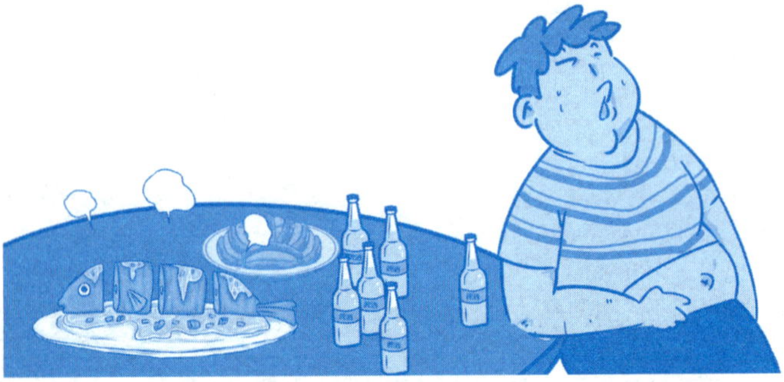

☆脑力劳动、紧张工作。

（2）护理措施

☆准确测量血压：定时、定部位测量血压，测量前老年人需静坐或静卧30分钟。

☆如发现老年人血压急剧升高，同时出现头痛、呕吐等症状时，应考虑发生高血压的可能，立即通知医师并让老年人卧床、吸氧，如老年人抽搐、躁动等，则应注意安全，防止发生意外。

（3）对症护理

☆当老年人出现明显头痛、颈部僵直感、恶心、颜面潮红或脉搏改变等症状时，养老护理员应让老年人保持安静，并设法去除各种诱发因素。

☆对有失眠或精神紧张者，在心理护理的同时遵医嘱给以药物治疗。

☆对有心、脑、肾并发症老年人应严密观察血压波动情况，详细记录出入液量，做好心率、呼吸、神志等方面的监测。

（4）一般护理

☆休息：老年人宜适当休息，避免过度紧张，对血压较高、症状明显或伴有脏器损害者应充分休息。通过治疗血压稳定在一般水平、无明显脏器功能损害者，可适当参加力所能及的工作，并提倡适当的体育活动，不宜长期静坐或卧床。

☆饮食：应适当控制钠盐及动物脂肪的摄入，避免高胆固醇食物。多食含维生素、蛋白质的食物，适当控制食量和总热量，以清淡、无刺激的食物为宜，忌烟酒。

☆心理护理：了解老年人的性格特征和有无引起精神紧张的心理社会因素，根据老年人不同的性格特征给予指导，训练自我控制能力；同时指导老年人亲属要尽量避免可能导致老年人精神紧张的因素，尽可能减轻老年人的心理压力。

（5）健康指导

☆广泛宣传高血压的有关知识，合理安排生活，注意劳逸结合，定期测量血压。

☆向老年人及家属说明高血压病需坚持长期规则治疗和保健护理的重要性，保持血压接近正常水平，防止对脏器的进一步损害。

☆提高老年人的社会适应能力，维持心理平衡，避免各种不良的刺激。

☆注意饮食控制与调节，减少钠盐、动物脂肪的摄入，忌烟酒。

☆保持大便通畅，必要时服用缓泻剂。

☆适当参与运动。

☆定期随访，高血压持续升高或出现头晕、头痛、恶心等症状时，应及时就医。

7. 脑出血患者的护理

（1）脑出血就医期间的主要治疗措施

①急性期

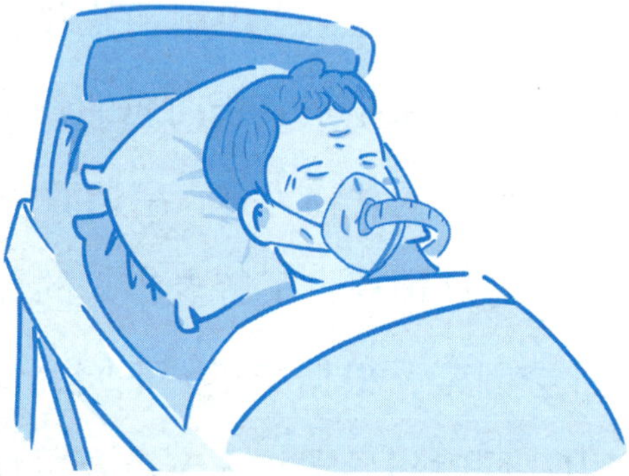

绝对卧床休息，床头抬高；保持呼吸道通畅，定时翻身、叩背，必要时给氧并吸痰，防止发生肺炎、压疮、尿路感染等并发症。尿潴留者可导尿或留置导尿管，并用1:5000呋喃西林液500mL冲洗膀胱，每日2次。

对烦躁不安或癫痫者，应用镇静、止痉和止痛药。可用冰帽或冰袋降低脑部温度，降低颅内组织的新陈代谢，有利于减轻脑水肿及颅内高压。

及时调整血压、应用脱水剂降低颅内压；注意热量补充和维持水、电解质及酸碱平衡。

②恢复期

主要目的是促进瘫痪肢体和语言障碍的功能恢复，改善脑功能，减少后遗症以及预防复发。

（2）护理措施

①卧床休息

急性期绝对卧床休息，床头抬高15～30cm；一般卧床时间4～6周，复发者需要卧床8 周。尽量避免移动老年人头部和不必要的操作，每2～4小时为老年人翻身1次。

②饮食

遵医嘱对病情危重者24～48小时内禁食，48小时后根据病情给予鼻饲流质，神志清醒而无吞咽困难者给予流质或半流质饮食。有高血压、心脏病者给予低脂肪或低盐饮食。

③规律生活

养成良好的生活习惯，生活要有规律，心情要愉快，避免情绪激动；饮食要适度，不要暴饮暴食；保持大便通畅，大便不宜干结，便秘时及时处理，避免用力排便再次引发脑出血。

（3）锻炼康复

经过治疗后，许多老年人留有不同程度的后遗症，如语言障碍、肢体瘫痪、精神障碍等，由于各方面条件的限制，大多数老年人需要在家进行康复护理。

① 心理护理

由于老年人身体留有残疾，肢体功能和语言功能恢复慢，容易产生悲观、失望、焦虑、易激动等情绪，表现为情绪低落、忧郁、精神萎靡、爱发脾气等。此时，养老护理员应以热情的服务、亲切的语言去关心、体贴、安慰老年人，可用一些治愈的事例鼓励老年人。

为老年人创造舒适、安宁、温馨的家庭环境，使老年人心情舒畅，树立生活信心，积极配合家庭康复护理。

② 肢体训练

轻度脑出血者或重症病情好转后，应及时进行瘫痪肢体的被动活动和按摩，每日2～3 次，每次15分钟左右，活动量由小到大，由卧床活动到逐步坐起、站立及扶持行走。当肌力恢复到一定程度时，可进行生活功能及职业功能的训练。训练程序由被动运动、辅助运动到主动运动。被动运动需要家属的帮助和配合，待主动运动恢复后，老年人可自行训练。每天活动1小时左右、再配合针灸、理疗、按摩等，以提高肢体活动能力。可先按摩患肢10分钟 。

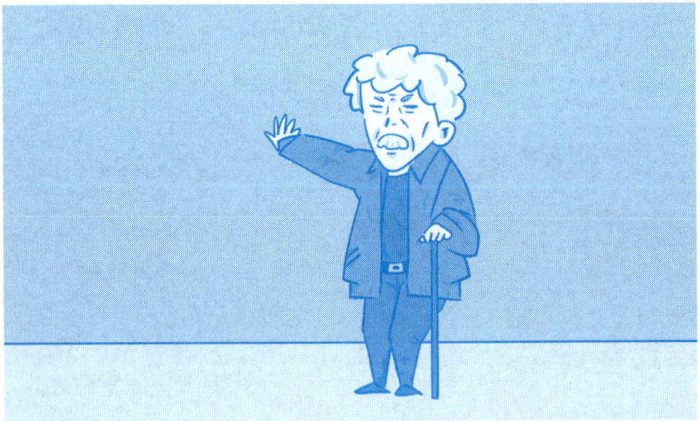

③ 言语训练

养老护理要充分利用老年人残存的语言能力逐步提高其语言表达能力，练习发音及讲话，注意老年人发音清晰度和节奏的训练，从单字、单词入手，耐心教老年人发音。

对于长期卧床、生活不能自理者，主要从生活、饮食、预防并发症等方面进行护理。

8. 慢性支气管炎

护理常规：

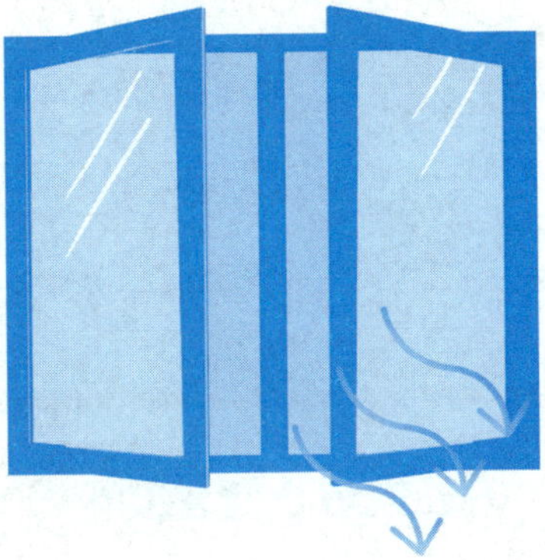

☆经常开窗通气，保持空气新鲜。

☆注意保暖，避免受凉。

☆补充营养，增加抵抗力。

☆翻身叩背，鼓励多喝水。

☆戒除吸烟嗜好，预防发作。

9. 老年慢性胃炎

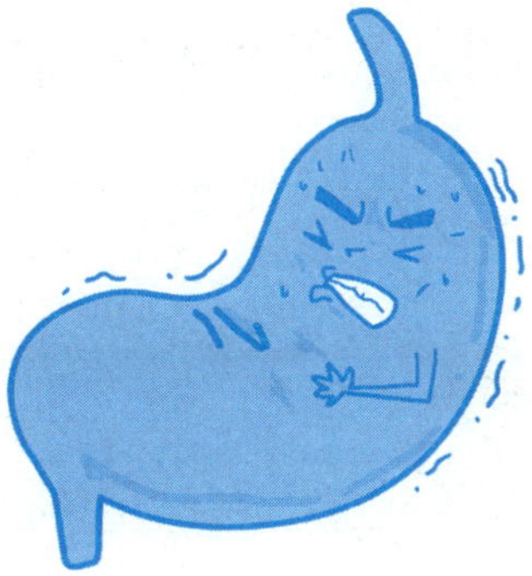

（1）护理常规

☆生活有规律，戒除烟酒，勿暴饮暴食，避免饮浓茶，饮食要定时定量。

☆饭菜宜软烂，容易消化，含纤维多的食物不宜太多，可粗粮细做。

☆烹调方法宜选用蒸、煮、炖、烩，禁忌煎、炸、生、冷、硬及酸辣食物。

☆采用少量多餐进食方法，每日可安排4～5餐。

☆主食可选用软米饭、面包、馒头、包子、馄饨等。

☆牛奶、奶油、淀粉、蔬菜、煮熟瘦肉等不刺激胃酸分泌的食物，适于高酸性胃炎老年人。

☆浓肉汤、鸡汤、鱼汤等含氮浸出物较高的食物，能刺激胃酸分泌，适于低胃酸胃炎老年人。

☆适当食用新鲜而含纤维少的蔬菜和水果。

☆为防止便秘发生，宜选食一些有润肠通便功能的食物。

☆注意饮食卫生，积极治疗口腔疾病和呼吸道的慢性感染性疾病，避免含有大量细菌的唾液和痰进入胃内，引起胃黏膜的炎症。

☆对于神经紧张、焦虑、忧郁及失眠的老年人，给予心理疏导，帮助老年人建立积极健康的生活态度，促进康复。

（2）健康指导

☆饮食指导：饮食应有规律性，定时定量，避免暴饮暴食。食物宜选高蛋白、高热量、高维生素、易消化的食物。避免过硬、过辣、过咸、过分粗糙、刺激性食物及饮料，戒烟戒酒。

☆幽门螺旋杆菌检测阳性者，遵医嘱规律服药。和他人进餐时，使用公筷，避免交叉感染。

☆平时避免服用对胃有刺激性的药物，如阿司匹林、对乙酰氨基酚、泼尼松等，尤其在慢性胃炎的活动期。

☆生活要有规律，保证充足的睡眠，避免熬夜，注意适当休息及锻炼。

☆保持良好的心态。

10. 上消化道出血

（1）护理常规

☆安静卧床：采取平卧位，将下肢抬高，头侧位，以免呕吐物呛入气管造成窒息。

☆保暖：防止着凉或过热，一般不要用热水袋保温，因过热可使周围血管扩张，造成血压下降。

☆镇静：给予精神安慰，解除老年人恐惧心理。

☆禁食。

☆观察：观察老年人精神、神志、呼吸、脉搏、体温、血压和尿量，观察手脚温度，呕血及便血的色、质和量等，及时报告医生和护士。

（2）健康指导

☆饮食指导：呕吐暗红色血、咖啡渣样物及黑便期间，绝对禁食禁饮。恢复期，一般在呕血停止24小时以后，以进食温凉流质饮食为主，如牛奶、米汤等。密切观察有无再出血，病情稳定以后由半流质饮食逐渐过渡到普通食物。

☆生活规律：忌暴饮暴食，戒烟酒，忌辛辣刺激性食物及饮料。

☆活动指导：急性大出血期间，应绝对卧床休息，减少不必要的搬动，将头偏向一侧，防止血液逆流导致的误吸，同时防止失血过多引起的头晕、甚至跌倒。呕血量较少时，应卧床休息，上厕所注意避免跌倒。

☆基础护理：禁食期间做好口腔护理，预防感染。黑便次数较多时，请准备好湿纸巾擦拭肛门，防止频繁擦拭引起皮肤受损。由于长期禁食，胃内容物不足，黑便停止后，可能出现排便困难。应及时告知医护人员，避免用力排便，诱发再次出血。

☆消除紧张情绪，积极配合治疗，保证睡眠，减少和消除外界的刺激，以减少出血，促进止血。

11. 老年骨性关节炎

护理常规：

☆控制体重。避免身体肥胖，防止关节的负担加重。

☆注意姿势，要避免长时间下蹲。

☆选择合适的鞋，避免膝关节发生磨损。

☆冬季保暖，必要时戴上护膝，防止膝关节受凉。

☆补充营养，防止骨质疏松。

☆适当运动。适当运动可以促进血液循环，延缓骨的退行性变，运动前要做好准备活动。

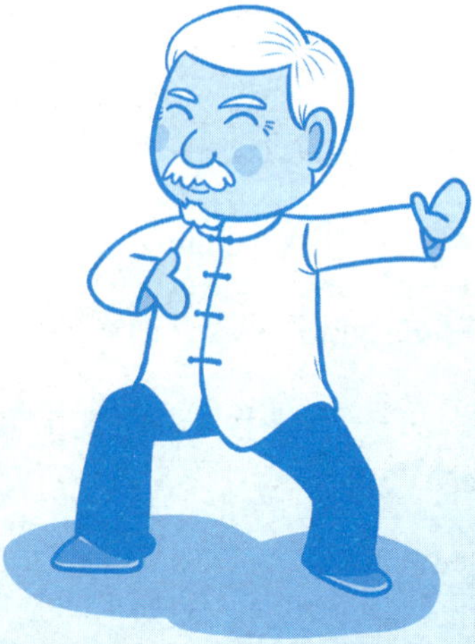

12. 肩关节周围炎

护理常规：

☆加强锻炼，预防和治疗肩周炎。

☆注意防寒保暖，肩部不要受凉。

☆合理的补充营养。

☆消除炎症，缓解疼痛，提高生活质量。

13. 癫痫

（1）护理常规

☆发现有先兆症状，立即让老人就地平卧。

☆保护舌头，将压舌板或小毛巾放在上、下磨牙之间。

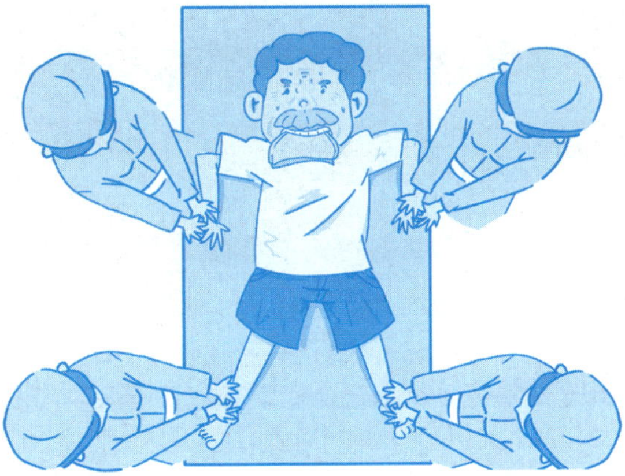

☆按压四肢，限制抽动的幅度。

☆注意防范，保证安全。

（2）健康指导

① 心理指导：鼓励患者及家属制造和谐温馨的家庭环境，让患

者有一个愉快轻松的氛围，减轻焦虑，鼓励患者积极地面对生活。

② 避免诱发因素：避免强光、嘈杂的环境、情绪激动、暴饮暴食等，减少沐浴及如厕时间等，戒烟酒。

③ 生活指导：起居时间规律，适当的体育锻炼，如慢跑、快走、散步等，夜间尽量减少外出或由家属陪伴，患者可佩戴卡片或腕带（姓名、父母联系方式、疾病史等），保证癫痫发作时，得到及时救治。

④ 用药指导：遵医嘱服药。禁止自行加减药物、漏服药物，会导致更严重的癫痫持续状态；向患者介绍药物的不良反应等，减少患者的焦虑情绪，定时复查肝肾功能、血常规等。

⑤ 工作指导：不要从事高空作业及高度紧张的工作，尽量从事轻体力劳动的工作。

⑥ 婚育指导：最好不要找有同样病史的患者，怀孕前进行孕前检查，怀孕之后密切进行产检。

⑦ 癫痫发作时：

a. 就地放于安全处，平卧、头偏向一侧，迅速向口中放入不易碎的物品，禁放玻璃等易碎物品，以免咬舌或将易碎物品咬碎吞下。

b. 解开领口及腰带，便于呼吸，及时清除口、鼻腔分泌物。

c. 切记使劲按压及强行拖拉，以免造成骨折。

d. 此时禁食禁饮。

14. 帕金森病

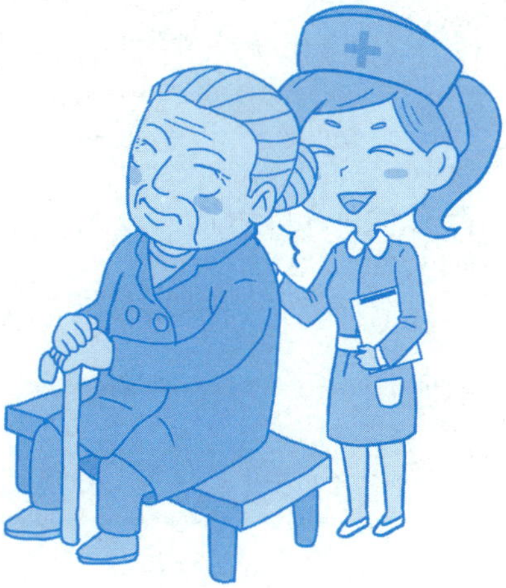

护理常规：

☆控制含脂肪的食物。

☆蛋白质饮食不过量。

☆选择易咀嚼、易吞咽的食物，防止食物误吸入气管。

☆注意翻身拍背，预防肺部感染。

15. 老年痴呆症

护理常规：

（1）服药护理

☆六味地黄丸、补中益气汤、归脾汤、天王补心丹，这四种传统补肾中药都具有抗衰老及抗氧化作用；补充叶酸和维生素B_{12}，可能有助于阻止和延缓老年痴呆病情恶化；乙酰胆碱酯酶抑制剂，改善血液循环和脑细胞代谢的药物，可能对老年痴呆有效，但是要在医生指导下使用。

☆服药时必须有人在旁陪伴，帮助病人将药全部服下，以免遗忘或错服。

☆对伴有抑郁症、幻觉和自杀倾向的痴呆患者，护理员一定要把药品管理好，放到病人拿不到或找不到的地方。

☆痴呆老年人往往不承认自己有病，常因幻觉、多疑而认为给的是毒药，为了让老年人服药，需要耐心说服，可以将药研碎拌在饭中服用，并要看着把药吃下，服药后让老年人张开嘴，观察是否咽下，防止无人看管时将药吐掉。

☆痴呆老年人服药后常不能诉说其不适，护理员要细心观察患者有何不良反应，及时报告医生，以调整治疗方案。

☆卧床、吞咽困难的老年人不宜吞服药片，最好研碎后溶于水中服用。

☆昏迷的老年病人通过鼻饲由胃管注入药物。

（2）生活护理

☆起居要有规律，不能变化无常，一般要早睡早起。

☆对入睡困难的老年病人，可在医生指导下口服镇静药物。

☆饮食强调“三定、三高、三低和两戒”，即定时、定量、定质，高蛋白、高不饱和脂肪酸、高维生素，低脂肪、低热量、低盐和戒烟、戒酒。

☆多食富含卵磷脂的食物，以促进神经细胞代谢修复，如豆制品、蛋黄、蘑菇和鱼等。

☆多食富含亚油酸的食品，以促进对神经细胞的保护。

☆帮助老年人定时排便，保持大便通畅。

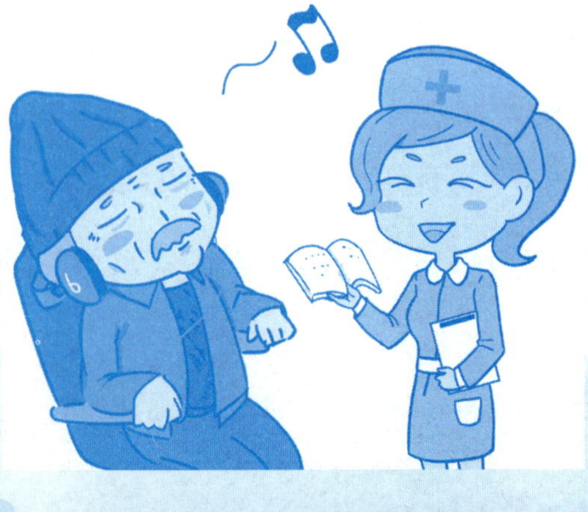

（3）精神护理

☆对老年人要尊重，要减少不良刺激，定时安排听音乐、读书看报等适当的益智活动，以稳定情绪。

☆鼓励轻症老年人多参加社会活动和运动，通过多动手、动脑，进行力所能及的体力劳动延缓病情进展。

16. 慢性肾功能衰竭

（1）一般护理

☆注意神志、呼吸、鼻出血、皮肤黏膜出血等。

☆对精神异常或抽搐、惊厥的老年人，要防止自伤。

☆对昏迷的老年人按昏迷护理常规护理。

（2）饮食护理

☆低蛋白饮食：给予低蛋白、高热量、富含维生素饮食。

☆补充氨基酸：在低蛋白饮食的同时，根据医生建议给予口服或静脉滴注必需的氨基酸治疗。

☆主食采用去蛋白淀粉：主食应采用去植物蛋白的麦淀粉。

☆低盐饮食：在无严重高血压及明显水肿时，尿量>1000mL/天的老年人，食盐摄入在2～4g/天。

17. 癌症

（1）饮食护理

☆加强营养：癌症是一种慢性消耗性疾病，许多病人就是由于身体消耗衰竭而终，加强营养能增强病人的抵抗力，提高对治疗的耐受力，加强病体的恢复。

☆遵从病人爱好：饮食以病人喜好为原则。

☆注意花样：饮食应注意食品花样，保证清淡可口，色香味全，定时定量，少食多餐。

☆高蛋白低脂肪：增加鸡、鱼、奶、蛋、瘦肉、豆制品等优质蛋白的摄入。

☆减少糖类摄入。

☆烹饪方法科学：以蒸、煮、烩、炒、炖为主，忌煎炸。

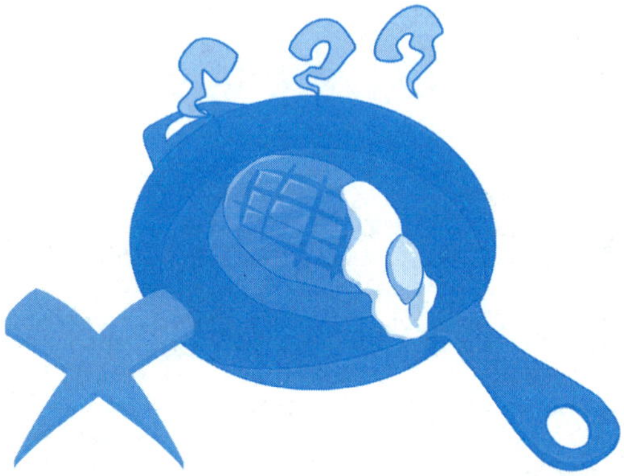

☆多食新鲜蔬菜和水果。

☆保持良好进食氛围。

（2）心理护理

☆了解患者心理活动。

☆鼓励患者勇敢面对。

☆进行心理安慰和支持。

☆缓解疼痛：只要是癌症病人，治疗的目标之一就是要让癌症患者无痛。

意外事件的预防与急救技术

在护理的日常工作中，跌伤、走失、坠床、烫伤、窒息等意外伤害事件时有发生，其中尤以跌伤最为常见。这些意外伤害的发生不仅给护理带来负面影响和社会压力，而且给老人带来了心理和生理上的痛苦，给家庭造成困扰。

1. 跌倒

跌倒是指无意图地摔倒在地上或更低的平面，以老年人最为常见，而且后果严重。跌倒是老年人群伤残、失能和死亡的重要原因之一，严重的影响老年人的生活质量和生活自理能力，给家庭和社会带来了巨大的负担。

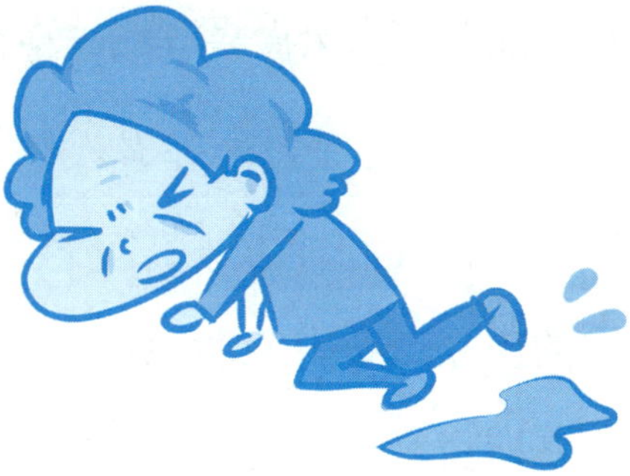

（1）原因：

☆内在因素

随着年龄的增长，老年人的神经肌肉协调能力减退，步态异常，反应迟缓，应变能力减退；由于视觉、听觉功能减弱，不能对环境做出正确的判断，这是老年人跌倒的重要原因；使用某些药物如镇静剂、血管扩张药物，过度饮酒等均可使老年人产生眩晕感，降低身体的稳定性；随着各种病理性改变如慢性老年性关节炎、帕金森病等可降低机体的平衡性，引起跌倒；鞋子不合适，裤子或睡袍下摆过长影响步行，老年辅助器具使用不当。

☆环境因素

约1/3跌倒患者与环境有关。室外跌倒常见于障碍物过多，夜间照明不足，路面不平坦或路面潮湿易于滑倒。室内跌倒常见于地毯花纹过于繁杂，影响感官空间的定向性，地毯滑动、卷边，地面光滑潮湿、不平坦或有障碍物；居室内家具稳定性差、摆放不合理或移动过于频繁，楼梯过于陡峭，厕所、浴室、走廊缺乏扶手，夜间照明设备不足，光线昏暗或对比度过强，使老年人看不清路面的障碍物。

☆心理因素

部分老人因对自己的能力估计不足，不服老，或是因为担心增加他人的负担，不愿过多的麻烦他人而勉强为之，导致跌倒的发生。

（2）处理：处理老人跌倒时，应将患者就地置于平卧位，观察生命体征和神志，询问老人的自觉症状，做出正确判断，情况严重的应立即拨打急救电话。一般认为，在未清楚病因的情况下，切勿立即将老人扶起或随意搬动，防止加重病情。如蛛网膜下腔出血者，有可能会加重出血症状；体位性低血压引起的跌倒，有可能会加重脑缺血症状；骨质疏松发生骨折的患者，不良的搬运方式，有可能会加重损伤。

（3）预防：增强体力锻炼，经常参加运动锻炼的老年人跌倒发生率低。长期坚持适当的体育运动，提高运动系统功能，增强肌肉的活动耐力和关节的灵活性，提高平衡和协调能力，预防跌倒。

☆去除环境危险因素

创造安全的老人居室环境，应在设计上尽量减少台阶和门槛，地面采用防滑材料，台阶有防滑踏板，地毯不要松弛或卷起，随时保持地面干燥无水迹、无杂物，避免在打蜡或用水拖过的地面上走动；浴室和楼梯、走廊过道应有扶手，有适宜的照明设备；家具摆放要适当，床和椅子的高度适宜，上下轮椅时应锁定轮子；老年人穿着的鞋大小合适，鞋底不宜过厚，要粗糙防滑。行动不便的老人应配备适宜的助步器，并放置在固定的位置便于取用，视力不佳的老人应配备老花镜。

☆防止眩晕

指导老人在体位转换，如起床、蹲便或由坐位转换成站立位时，动作应缓慢，防止由于体位性低血压造成的眩晕跌倒。此外，在两个光线反差过大的区域间过渡时，一定要考虑到暗适应的问题可能会给老人带来的潜在的危险。避免或慎重使用有可能引起跌倒的药物，必需使用时，应向患者交代药物的副作用，自觉身体不适时，应立即卧床休息，避免在用药后外出活动。

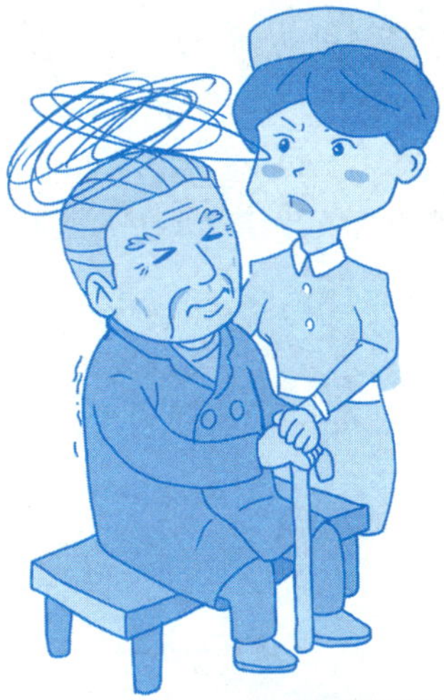

☆做好预警工作

健康教育，讲解跌倒的相关知识，使老年人了解跌倒的危险因素，积极采取应对措施，提高对跌倒的防御能力。

2. 误吸与哽噎

误吸是指进食或饮水时，喉头抬升不协调，吞咽时咽部与气管通道同时开放，导致食物或液体误入气管。其主要表现为在进食的过程中，突发剧烈呛咳、呼吸困难、面色青紫，重者引起窒息，甚至危及生命。误吸是造成高龄老年人吸入性肺炎的主要原因之一。

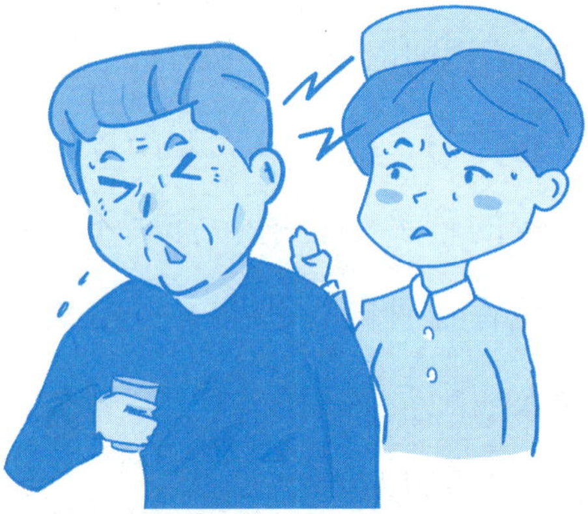

哽噎是指一些团状食物或其他过于干燥的食品，未经充分咀嚼和唾液均匀混合即进入咽部，停留于梨状窝、环状软骨或主动脉弓后方等食管狭窄部位。主要表现为胸闷、胸骨后阻塞感、不能说话，无明显发绀、呛咳及窒息症状。

（1）原因

正常的吞咽是一个复杂的神经肌肉协调运动过程。随着年龄的增长，老年人咽喉部的感觉、知觉减退，协调功能减弱，吞咽反射降低，容易导致液体和食物的哽噎或误吸。由于假性麻痹而出现吞咽困难，脑血管意外或头部外伤的患者常会发生类似情况。另外，服用某些药物也会使吞咽反射迟钝，容易导致食物吞咽障碍。

（2）处理

食物量少，发生轻度的哽噎，立即适量饮水，可使症状缓解。否则可按压上腹部使胃内压上升，促使食物逆行，或指导老人置于弯腰体位，用叩背法，迫使食团排出。紧急的情况下可以握拳放于患者的剑突下向膈肌方向用力冲击上腹部，造成气管内强气流，使阻塞气道的异物咯出，此种方法对冠心病和高龄老人禁用。发生误吸时，应立即停止进食水，指导老人置于头低位，用拍背和刺激咳嗽的方法，协助老人排出异物。一旦发生严重的误吸或哽噎，应就地抢救，迅速清除老人咽部异物，疏通呼吸道。以上方法无效时，应尽快采取喉镜或纤维支气管镜下取异物，必要时进行气管切开，以保持呼吸道通畅，维持正常的呼吸功能。

（3）预防

☆注意与其他疾病鉴别和诊断：有些老人的咳嗽反射不明显，或误吸的过程未被他人注意，容易被误诊为心脑血管疾病的急性发作，失去抢救的机会。

☆治疗原发病及伴随症状：有吞咽困难的老年人，应及早治疗原发病及伴随症状。

☆食物要求：流质食物与固体食物分开，水分多的流质饮食容易引起呛咳和误吸。因此，有吞咽困难的老人应选择半流食，如蛋羹、稠粥、菜泥、酸牛奶等，同时注意食物温热适宜、色香美味，以促进食欲，引起吞咽反射。

☆进食体位：老年人进食体位应以舒适、方便进食为原则。一般采用坐位或半卧位，卧床的老年患者应抬高床头30～45°，进食后不宜立即平躺，应保持坐位或半坐卧位30分钟以上，防止食物反流。

☆进行相应的功能训练：进行吞咽功能训练，如训练老人做伸舌、吹气动作，提高吞咽反射的敏感性。

☆尽早开始管喂饮食：有严重吞咽困难及意识障碍的老年患者，应及早给予管喂饮食，避免哽噎和误吸的发生。病情好转后，逐渐过渡到照顾者协助进食或自主进食。要注意观察患者进食的情况。

☆加强老年患者的进食指导：应提醒老人进食速度不能太快，进食时不要与人交谈，以免分散注意力。照顾老人的饮食，喂饭时态度和蔼，不急不躁，不要催促老人快速进食。对面部偏瘫的老人，应将食物送至健侧。给有吞咽困难的老人喂饭时，可先用勺轻压舌面，刺激舌的感觉和运动；每勺的食物量不要太多，速度宜慢，使老人充分咀嚼和吞咽。意识障碍或气管切开的患者，进食前后半小时不宜吸痰，以免刺激患者引起呕吐，增加误吸的危险。

3. 压疮

压疮是由于局部组织长期受压，血液循环障碍，局部组织持续缺血、缺氧、营养缺乏而导致的组织破损和溃烂。老年人的机体组织修复能力差，一旦发生，治疗的难度大，恢复慢，并发严重感染者可导致脓毒败血症，危及老人的生命。

（1）原因

引起压疮的原因是综合的，可概括为外部因素和内部因素两大部分，其中外部因素起着决定性作用。外部因素主要指物理因素，内部因素主要为生理因素和患者的营养状态。

☆物理因素：主要的外部因素有压力、剪切力和摩擦力。通常是二到三种力联合作用而导致。单位面积承受的压力越大，组织坏死所需要的时间越短。此外，如果皮肤经常受到汗液、尿液、粪便的刺激，表皮角质层的保护作用下降，皮肤容易破损，并且在潮湿环境下细菌更容易滋生。

☆营养状况：全身营养不良，肌肉萎缩，负氮平衡的老年人，皮下脂肪垫的保护作用弱化，这是引起压疮的内部因素之一。

☆生理因素：随着年龄的增长，老年人的皮肤变得松弛而干燥，缺乏弹性，皮肤保护功能减弱；而神经末梢反应降低，对压迫造成疼痛的感受性降低，回避反射减弱，如活动严重受限和长期卧床的老人，得不到很好的护理，就容易发生压疮。

（2）预防和护理

预防压疮的关键在于消除致病的外部因素，保护皮肤，改善全身营养状况。对容易发生压疮的高危患者，认真细致地做好“六勤”，即勤翻身、勤按摩、勤观察、勤擦洗、勤整理、勤更换。仔细检查皮肤受压情况，1~2小时更换一次卧位，容易受压的骨隆突部位，垫软枕以扩大接触面积，降低局部组织的受力压强。加强皮肤的清洁护理，避免潮湿等不良刺激，保持皮肤的干燥清洁。调整饮食结构，增进患者的营养。在不影响病情的情况下，鼓励老人适度活动。开展健康教育。

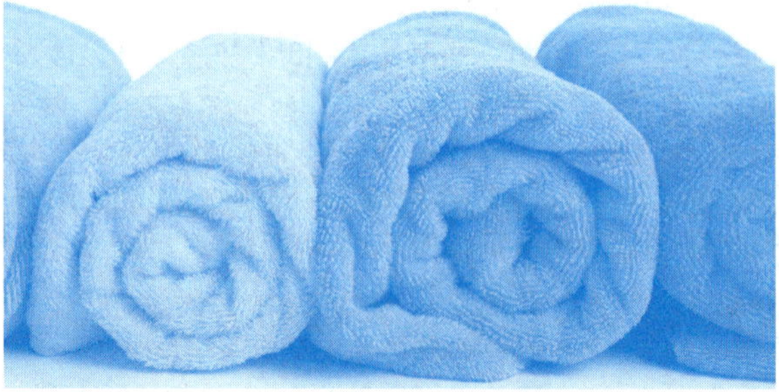

4. 烫伤

烫伤是由热力（包括火焰、热水、热液、热气等）、电流、化学物质、放射物质等作用机体而引起的损伤。

（1）原因

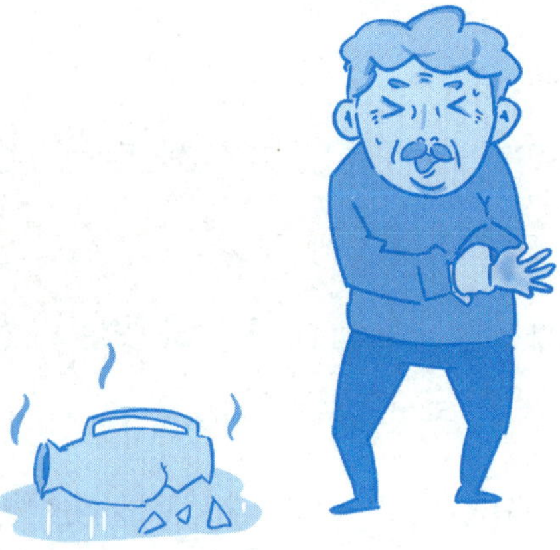

老年人的皮肤神经末梢的敏感性下降，对疼痛刺激的回避反射减弱，感觉相对迟钝，导致其对同一致伤温度的反应较其他年龄阶段的人缓慢，因而烫伤的发生率高，程度重。使用热水袋或热水瓶保暖的方法不正确，尤其容易发生烫伤。

（2）处理

☆一般烫伤处理：一旦发生烫伤，首先除去热源，迅速用干净的凉水浸泡或自来水冲淋降温，降低伤害程度。一般来说，浸泡时间越早，水温越低（不能低于5°C，以免冻伤），效果越好。如果烫伤处的水泡已破溃，则不能浸泡，防止感染。对于烫伤面积较大的患者，应立即剪除湿衣服，用干净的凉水冲洗或浸泡烫伤处，尽早送医院进行处理，切不可穿着热液浸透的衣服求医。小面积轻度烫伤的老年人，可在家中处理，用干净的凉水持续冲洗后，水泡未形成前可用70%酒精纱布加压包扎以防止水泡形成。也可以在清洁创面后，局部涂抹风油精、万花油或植物油等消炎止痛。处理创面时注意不要弄破水泡，大水泡可用无菌注射器抽出水泡液。

☆眼部烫伤处理：家居老人常会发生沸油星、蒸汽、开水滴等烫伤眼睛的意外事故。烫伤时，应初步判断烫伤的程度，如果眼内摩擦感严重，流泪多，角膜上出现白点，说明角膜已被烫伤，应立即到医院就诊。症状轻者，烫伤局部涂抹金霉素眼膏或四环素眼膏即可，采取暴露疗法，经3～5天就会渐渐愈合，切勿使用污染的纱布敷贴，以免引起局部感染。

（3）预防

从事家务活动时，应量力而行，自觉无力完成的或危险的家务劳动，应由他人帮助完成。即便是想承担部分家务劳动，也应充分考虑安全因素。工作开展前仔细检查操作用具的安全性能，动作稳健细致，避免慌乱，以免发生危险。

5. 坠床

肢体瘫痪、意识障碍、躁动或翻身幅度过大的老人，应加设床栏以防坠床，尤其是偏瘫的老年患者取半坐位或坐位者，一定要设置床栏，并有专人看护。对于躁动者，向患者或家属说明安全的重要性，并使其同意使用保护带。保护带的松紧适宜，以免损伤皮肤。老人使用的床垫软硬度适中，避免床垫过于松软造成翻身不便和坠床的危险。

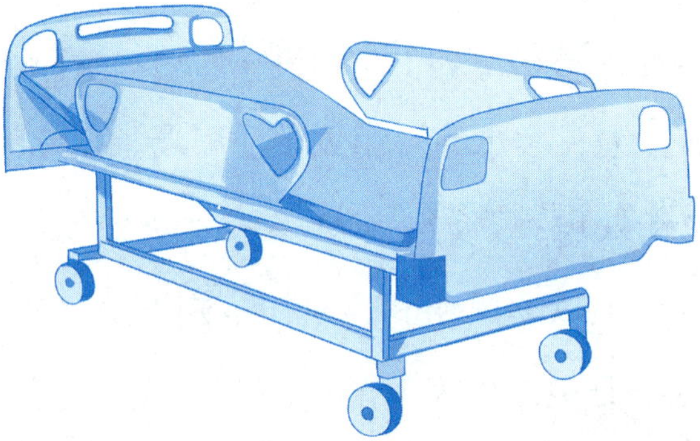

6. 走失

（1）原因

☆意识障碍（老年痴呆、记忆力丧失、无方向感、意识混乱）。

☆喜欢乱走乱逛。

☆定向性差，有偏执行为。

☆顺从性差（不听从医护劝告、不寻求他人帮助）。

☆曾有走失史。

☆有习惯性去向或固定地点，如亲属或子女家。

☆认知程度差。

☆语言障碍，不能正确对答。

☆对入住的环境不适应。

☆幻觉、妄想。

（2）预防走失的措施

☆告诉老年人走失的危险性和后果。

☆及时发现老人的心理变化，经常征求老人的意见，了解老人的需求，满足老人的合理要求。

☆详细了解老人的情况，对重点老人要重点观察。

☆做好安全管理工作，经常巡视病房将有走失可能性的老人置于视野之内。

☆改善服务，加强对老人的心理、精神的支持，避免使用刺激性的语言。

☆给老年人穿病员服，并随身携带联系卡片。

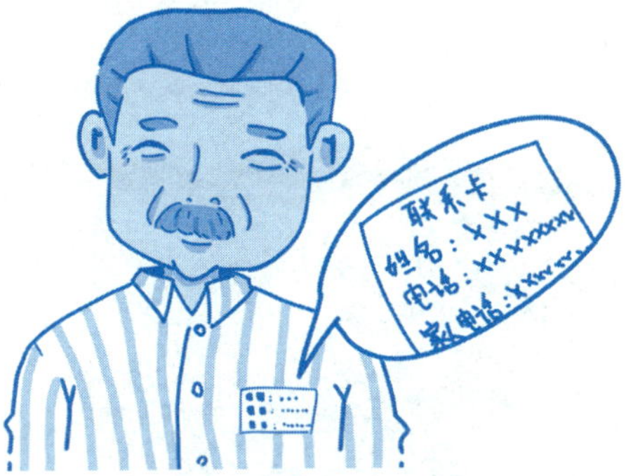

☆让门卫熟知易走失患者的容貌，必要时将照片放在门卫处。

☆必要时进行适当的约束或镇静治疗。

☆告知病人家属病人目前的行为能力或医嘱所限制的活动。

☆严格交接班，作好记录，做到心中有数。

7. 留置管道脱落

留置管道是实施医疗措施所必需的医疗手段，在老年病的治疗和护理中应用更为广泛。主要有：留置尿管、留置胃管、吸氧管、深静脉置管、气管切开套管等。对于生活不能自理、老年痴呆、意识障碍等病人，留置管道的维护显得尤为重要。

☆对谵妄、躁动、行为异常等意识不清的老人，采取必要的保护措施，如使用床档或四肢约束，特别是手的约束，使用约束前要向老人家属解释清楚，取得家属的同意。

☆保护性的制约措施，只能短时间使用，使用时注意老人的卧位要舒适，并经常更换体位。

☆使用约束带时要放衬垫，且松紧适宜，并定时放松，定时观察局部皮肤血液循环状况，对局部进行按摩，以促进血液循环。

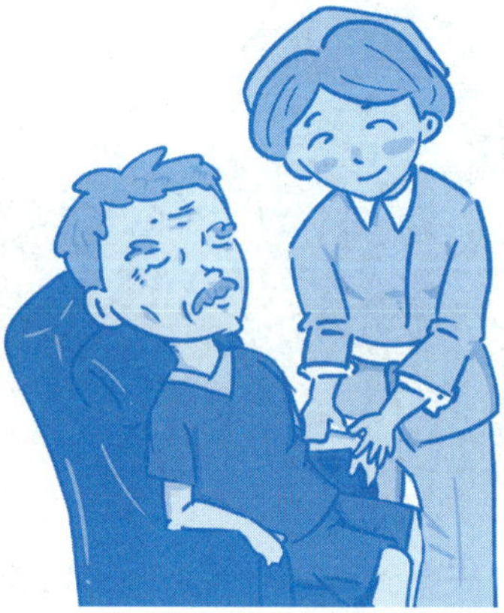

☆约束时应注意保持老人的肢体处于功能位置。

☆保持留置管道的在位及通畅，按时巡视，观察管道的情况，加强工作责任心，详细了解老人的病情特点，重点病人重点巡视，做到心中有数。

康复锻炼

1. 冠心病

体育锻炼是冠心病综合治疗的组成部分，有助于减少心肌梗死的发生和死亡率。可进行中等强度的步行、慢跑等有氧训练。有人观察16分钟跑3000米或26分钟跑5000米，可使血中的胆固醇降低350mg/L。还可配合太极拳、气功等，心率一般控制在130次/分左右。千万注意，在心绞痛发作和心肌梗死病灶尚未修复时期不要运动。老年医学研究者提出：清晨3～8点之间是老年心脏病的危险期，此时血压最高，易中风猝死，如果这时候进行不恰当的锻炼，特别容易发生意外，因此，建议在上午10点左右锻炼最好。每次外出锻炼时，应随身携带保健盒（急救盒）。

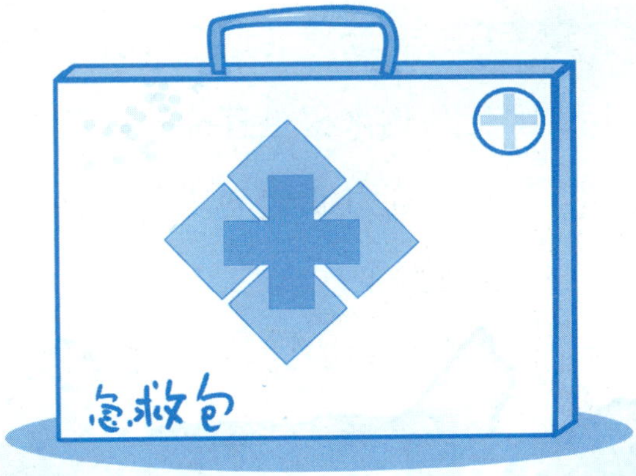

2. 高血压

据调查，无论何种职业的人，体力活动程度越高，高血压的发病率越低。除因病重卧床者外，各种高血压患者均可采用室外体育锻炼，项目较多，如步行、慢跑、太极拳、医疗体操、羽毛球、骑自行车等等。运动量虽可适当大一点，但心率不要超过130次/min。切忌做鼓劲憋气、快速旋转、用力剧烈和深度低头的运动动作。

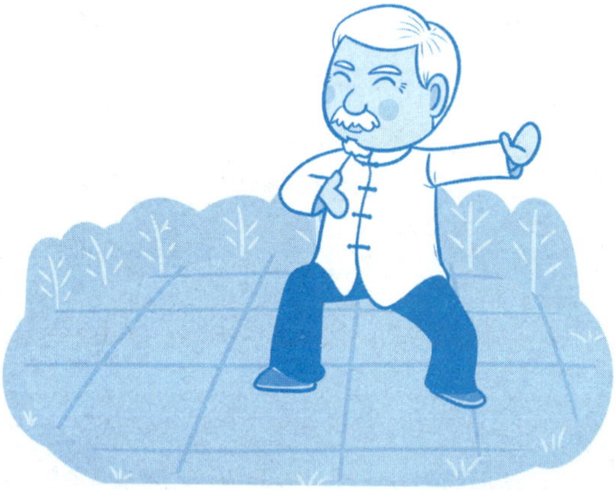

3. 肥胖症、糖尿病

肥胖是促使糖尿病发生和发展的重要因素之一。适当运动是治疗糖尿病的一种重要手段，运动对Ⅱ型糖尿病（非胰岛素依赖型糖尿病）的治疗作用，要比药物来得更直接，更安全有效，而且这种作用不受年龄限制。它可以通过肌肉运动增加脂肪和糖的消耗，从而减轻肥胖，使血糖和尿糖降低。

治疗糖尿病与肥胖病的体育锻炼的共同原则是：体力锻炼与控制饮食二者结合应用。方法有散步、慢跑、太极拳等。一般速度的散步，每小时消耗能量837kJ，加快速度，则每小时可消耗能量1255～1506kJ。每消耗14644 kJ可使体内脂肪减少0.45kg，在饮食不增加的情况下，隔天走一小时，一个月可减脂肪0.65kg，一年可减少8kg。

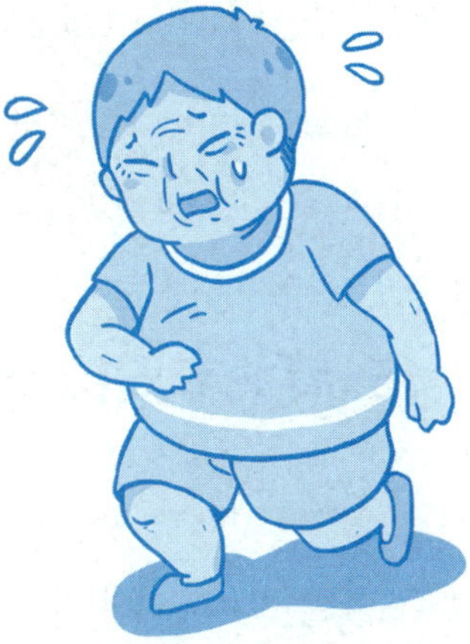

糖尿病人的身体情况一般都比较差，宜从轻微的活动开始，随着体质的增强，可逐渐增加运动量。比较适宜的运动有步行、太极拳、广播操等。应避免剧烈运动，以免造成机体缺氧使乳酸堆积而出现酸中毒；同时还要注意不要在注射胰岛素后、吃饭之前（空腹）运动，以防发生低血糖（应随身携带易吸收的糖类，以备低血糖时应用）。

4. 慢性支气管炎

提高对外界温度变化的适应性，增强抗病能力。要特别坚持耐寒锻炼，其方法是从春季开始，先用手摩擦头面部及上下肢暴露部分，每日数次，每次数分钟，到皮肤微红为止；夏天用凉水毛巾，拧干后做全身摩擦，每日1～2次，并用手捧凉水冲洗鼻腔；秋后用冷水洗脸、擦身，或冷水浴，要持之以恒。另可练习呼吸保健操，因为进行深呼吸运动，不仅对呼吸肌是

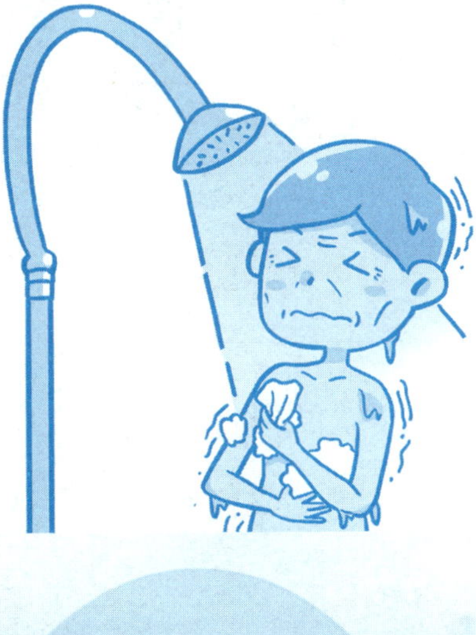

一种锻炼，还可改变肺内压力的变化，迫使肺泡内残气的排出，增加换气量，同时对肺泡组织的弹力恢复也非常有利。地点宜选择湖边、树林、公园为好。

5. 肩关节周围炎

简称“肩周炎”，50～60岁的人多见，是独有的老年病。发病时肩部周围疼痛剧烈，夜间更加明显；后期肩关节活动受到限制，临床上治疗疗程长，效果不明显。

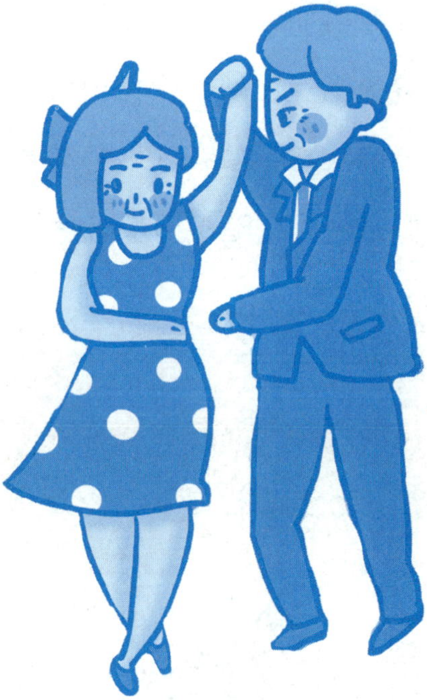

除配合推拿等治疗外，体育锻炼最为有效。方法以活动关节为主，其关节活动的幅度要由小到大，最后做到最大可能的范围。如用健肢同患肢做头上举的动作、用患手摸背以及用患肢顺墙向上爬摸等等。另外，跳交谊舞能预防和辅助治疗肩周炎，对中老年患者来说是再适宜不过的了。有颈椎病的患者应每天坚持做转颈运动。

6. 慢性腰腿痛

主要是由于腰椎骨关节退行性变化和腰肌的慢性劳损以及肌无力等引起。应以腰、背和腿部肌肉锻炼为主。有太极拳、五禽戏、体操、散步、慢跑、门球以及退步行走。退步行走能通经活络，壮腰健身，每日可坚持2次，每次5～10分钟，对于腰肌劳损疗效尤著。运动中不应超量负重锻炼，以免引起新的损伤。

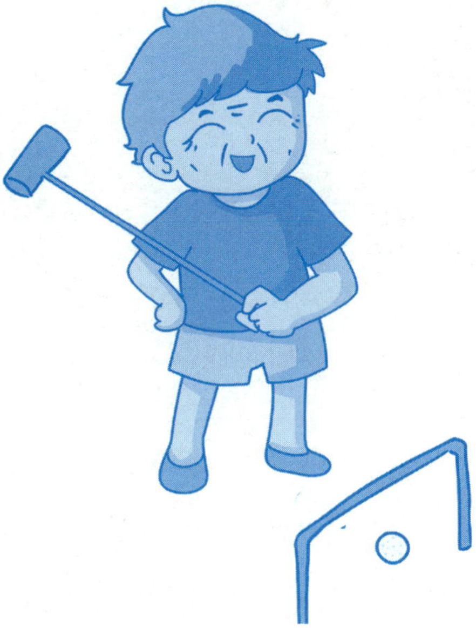

教程五　心理照护与临终关怀

老年人的心理照护

1. 影响老年人的心理健康因素

老年人常见的心理问题有失落感、孤独感、恐惧感、抑郁、健忘。影响老年人的心理健康的因素有：

（1）角色转变：离退休后虽然是一种正常的角色变化，但不同职业群体的人对离退休的心理感受却不太一样。

（2）经济状况：经济状况不佳的老年人容易产生自卑心理，且直接影响了老年人的营养、生活条件和医疗卫生服务的享受，从而影响了其身心的健康。

（3）家庭环境：许多老年人由于丧偶、独居、夫妻争吵、亲友亡故、婆媳不和、突发重病等意外刺激，在心理上也产生了许多问题，最终直接或间接地影响了老年人的身心健康。

（4）身心衰老：具有价值观念和思想追求的老年人，通常在离开工作岗位之后，都不甘于清闲。然而，身心健康状况却并不理想。这样使得一些老

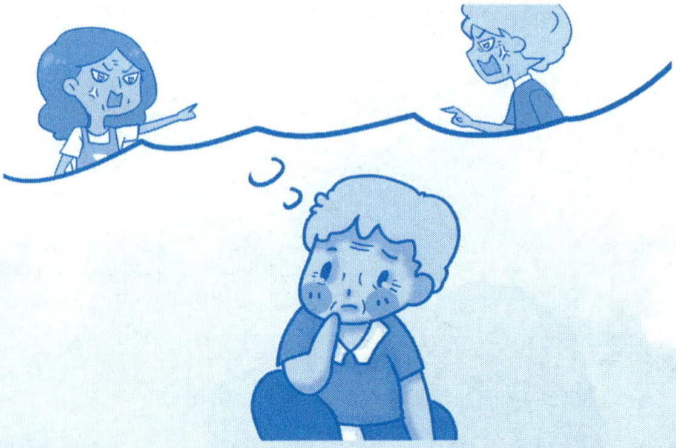

年人陷入深深的苦恼和焦虑之中，从而影响他们的身心健康。

2. 老年人的心理护理

（1）对老年人进行健康教育：有针对性地介绍疾病的基本知识、治疗及康复，帮助老年人正确认识疾病，增强自我保健和自我照顾的能力，有的老年人总有身体的某种病症，可能会加重他们的孤独、恐惧、抑郁的心理，护理员要和蔼、友善热情的服务，这样，可以增加老年人对生活的信心。教育老年人要树立坚强的信念观，树立正确的生死观。从生活中寻找生存的意义和乐趣。善于安慰、控制自己，对不良情绪进行调节，适当参加社交活动，充实精神生活，管理好家庭生活、保持家庭和谐与温馨，取得家庭成员的理解、支持和照料，从而提高生活和生命质量，消除或减少各种心理问题。

（2）帮助老年人保持与社会的接触：护理员应多给予老年人特别的关心，经常主动与他们沟通，帮助他们认识自身的变化，尊重衰老的客观规律，帮助他们安排适应新的生活，使生活充满情趣，通过各种方式帮助他们走向社会，保持与人交往，从社会生活中寻找生活动力，摆脱孤独，消除失落感和不必要的担心。

（3）帮助老年人调整情绪：多给予老年人特殊的照顾，热情的关怀，减少其精神刺激，帮助老年人积极面对疾病，积极面对生活中的各种问题，树立正确地对待疾病的态度和信心，向老年人讲述和示范各种情绪调节法，如自我教育法、活动转移法、沟通调节法、环境调节法和适当发泄法等，鼓励他们积极参加力所能及的活动和锻炼。

（4）保持家庭关系和谐：老年人身边关心、亲近的人越多，生活就越充实，因此要维持家庭关系和谐。在护理工作中多与老年人的家庭进行多方面联系，教育家属密切配合，多关心体贴老人，特别是一些丧偶及患有身体疾病的老年人，安慰开导家属，使老年人保持心胸开阔、乐观向上的态度，减轻其孤独、恐惧的心理。

（5）帮助老年人积极参加各项活动，培养适当的兴趣和爱好：应考虑到老年人在身体状况允许的情况下，鼓励老年人参加适当的活动如唱歌、跳舞等。这样能保持机体代谢平衡，促进身心健康，延缓衰老，丰富他们离退休后的生活，并鼓励老年人参加一些力所能及的工作，为社会贡献余热。

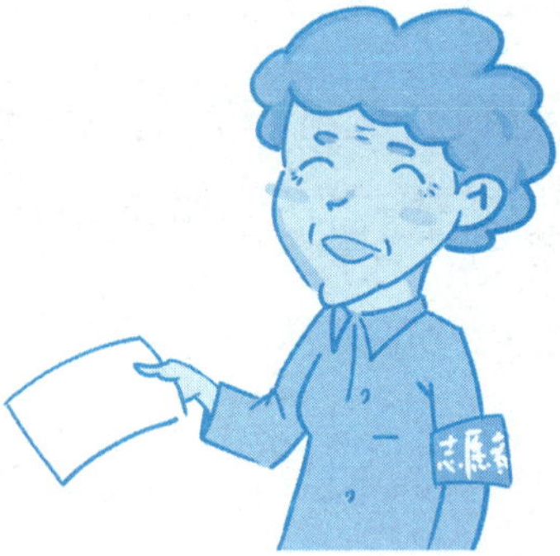

（6）帮助老年人保持乐观开朗的性格：在日常护理工作中，指导老年人时刻保持乐观的态度，充满好奇心，培养生活情趣，时刻保持积极向上的人生态度。

（7）强化老年人智力素质：鼓励老年人勤于学习，科学用脑，善于用科学的知识养生保健，既锻炼了智力，又学会了自我保健和照顾的技能。

（8）抑郁的护理：对一些抑郁的老年人，应成为其心理上的支持，经常与他们交流，了解他们的思想变化和情绪变化。在接触这类老年人时首先要尊重他们，耐心听取意见，积极想办法解决他们遇到的各种问题等，使他们感受到自身的价值和被他人的重视。在尊重的基础上关怀老人的生活，使他们充分感受到社会大家庭的温暖，同时让他们参加一些力所能及的运动和室外活动，保持一定体力，维持生活自理的能力，并参加一些文娱活动，使其精神愉快。

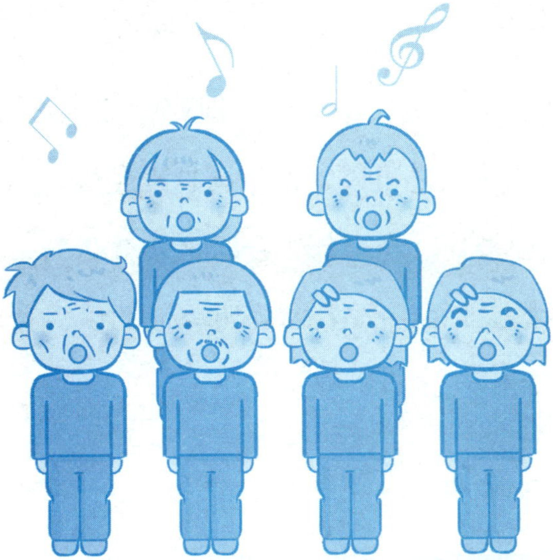

（9）对老年人健忘的护理：首先帮助老年人安排规律的生活，应指导老年人有规律地安放自己的日常用品，形成固定的位置或指定日程安排，便于记忆，如帮助老年人将每日服用的药物固定摆放，安排合理的日程表，保持有规律的日常生活等，并指导老年人对健忘有正确的思想认识，告诉老年人健忘是正常的衰老现象，不必过分担心同时还要经常提醒他。

临终关怀

1. 老人去世前的身体特征

☆手足冰凉，但肘关节、膝关节以上发烫，身体发高烧39℃以上，手上的血管由青变青黑色。

☆小便失禁，自己不能控制。

☆用药无效，手、足无法输液，即使输液也不过一个多小时，就无法输入，小腿输液还可以，但是会越来越慢。

☆额头皱纹舒张开，当全部张开时，人就会离去。

☆因发烧会糊涂，会说一些常人听不懂的话，会出现脑昏迷。

☆食物、水无法自主进食。

2. 临终关怀护理

（1）以照料为中心

对临终病人来讲，治愈希望已变得十分渺茫，而最需要的是身体舒适、控制疼痛、生活护理和心理支持，因此，目标以由治疗为主转为对症处理

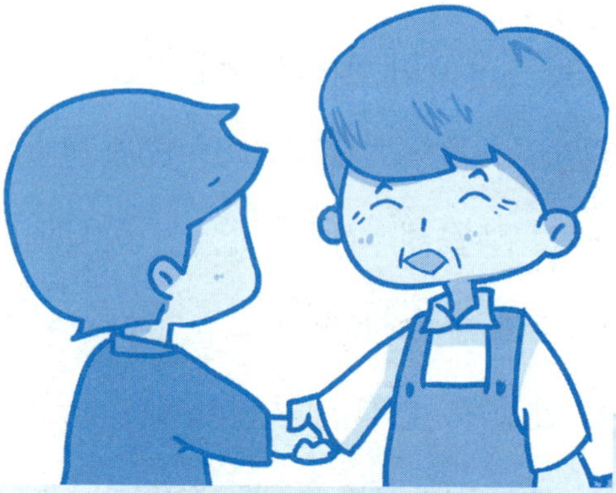

和护理照顾为主。可以握住老人的手，与他攀谈，并用湿棉棒擦老人的嘴，这样老人会好受些，安静些。

酒精加热水用毛巾擦拭老人全身，他会感到很舒服，同时也可以降体温，从脖子到脚全身擦拭，重点擦腋窝、裆部、四肢、前胸、后背。

为老人净面，老人爱干净，要把胡须刮干净，用热毛巾擦面颊和头部。

（2）维护人的尊严

患者尽管处于临终阶段，但个人尊严不应该因生命活力降低而递减，个人权利也不可因身体衰竭而被剥夺，只要未进入昏迷阶段，仍具有思想和感情，应维护和支持其个人权利；如保留个人隐私和自己的生活方式，参与医疗护理方案的制定，选择死亡方式等。

（3）提高临终生活质量

有些人片面地认为临终就是等待死亡，生活已没有价值，病人也变得消沉，对周围的一切失去兴趣，有的护理员甚至也这样认为，并表现出面孔冷漠，态度、语言生硬，操作粗鲁，不知该如何面对患者。临终关怀则认为，临终也是生活，是一种特殊类型的生活，所以正确认识和尊重病人最后生活的价值，提高其生活质量是对临终病人最有效的服务。

（4）共同面对死亡

有生便有死，死亡和出生一样是客观世界的自然规律，是不可违背的，是每个人都要经历的事实，正是死亡才使生显得有意义。而临终病人只是比我们早些面对死亡的人。死赋予生以意义，死是一个人的最终决断，所以，我们要珍惜生命、珍惜时间，要迎接挑战、勇敢面对。